met een snufje yoga

irina verwer

# met een snufje yoga

verrassende en verzorgende voeding
voor iedere dag en voor iedereen

Auteur: Irina Verwer
Design: Milou Trouwborst
ISBN: 9789402141672

© 2015 Irina Verwer

www.irinaverwer.com
info@irinaverwer.com

Niets uit deze uitgave mag worden verveelvoudigd of openbaar gemaakt door middel van druk, fotokopie, microfilm of op welke wijze dan ook, zonder voorafgaande schriftelijke toestemming van de auteur.

Het opvolgen en/of toepassen van de adviezen in dit boek is volledig voor eigen verantwoordelijkheid.
In ieder geval bij twijfel maar ook bij ogenschijnlijk onschuldige (gezondheids)klachten: raadpleeg altijd eerst uw huisarts. Noch de auteur, noch de uitgeverij of haar gemachtigden, kunnen voor eventuele gevolgen op welke wijze dan ook voortkomend uit dit boek aansprakelijk gesteld worden.

# inhoudsopgave

- 8    het goddelijke in je keuken
- 10    volg je dosha!
- 16    ontdek je chakra's!
- 21    yoga & voelen
- 24    alles heeft een reden

27    <u>ontbijt</u>
- chia pudding met amandel melk, vanille, kardemom & verse besjes
- havermout & appels
- hartige miso pap
- bosbes en peer pap
- zelfgemaakte haver yoghurt met frambozen & peren

39    <u>salades</u>
- geroosterde herfst noedel salade
- kelp & courgette noodles met posteleinpesto
- kiemen, radijsjes & avocado room
- komkommer arame salade

49    <u>soep</u>
- romige maïssoep
- zoet, pittig & aardend soepje
- versterkende miso dahl
- rode bietjessoep met pistache basilicum room
- linzen amarant soep

61    <u>drankjes</u>
- romig wortelsapje
- chai
- perfecte peren shake
- groene sinaasappel smoothie
- roze smoothie
- zachte groene smoothie
- zuiverend sapje

**77 hartige maaltijden**
magische macrobowl
boekweit, zwarte bonen & groene groenten
polenta rondjes
rode bietjes, rode quinoa
zwarte rijstnoedels met broccoli, kikkererwten en tahin saus
asperges, gierst & bonen
kastanje & kikkererwt curry
kastanjes, aubergine & erwtjes
venkel courgette wraps
aubergine met tomaten, rijst & du puy linzen
zoete aardappel & pompoen frietjes
bloemkool, courgette & tomaat tajine

**103 desserts**
rauwe chocolade kersen taart
hazelnoot panna cotta met pruimen & vijgen compote
double layered brownies
teff pannenkoekjes met aardbeien & munt
kruidige appels & bramen
vers fruit & noten crumble
amazake & kruidige peer
banaan avocado mousse

**121 basis**
tahin saus
zelfgemaakte notenmelk
miso mayonaise
ketchup
pistache basilicum room

132   dankbaar

# het goddelijke in je keuken

In je handen houd je mijn tweede boek over yoga en voeding. Ik had niet verwacht dat ik hier ooit een boek over zou schrijven – laat staan een tweede. Echter, mijn twee passies bleven me roepen. En zo begon ik weer recepten te verzinnen, afmeten, opschrijven, koken en proeven. Ik voelde hoe m'n hart opleefde en begon te dansen en zingen.

Zoals je misschien al wist of vermoedde, houd ik intens van goede voeding.

Ik houd van eten en ik houd van koken. Voor mij houdt m'n yogabeoefening niet op als ik van m'n mat stap. Koken en eten is namelijk zonder twijfel deel van mijn yogabeoefening.

Mijn keuken is mijn tempel (net als mijn lichaam, trouwens). Het is een plek die me eraan herinnert dat het goddelijke in alles aanwezig is: in jou, in mij, in het eten wat we delen...
Deze tekst uit de Bhagavad Gita vind ik dan ook geweldig, aangezien het zo duidelijk laat zien dat het goddelijke (of liefde, licht of welk ander woord jij ook zo willen gebruiken) altijd en overal is:

Brahmarpanam Brahma-Havir
Brahmagnau Brahmana Hutam
Brahmaiva Tena Gantavyam
Brahma-Karma-Samadhina
*Zie God overal: God is de soeplepel; God is het eten; God is het vuur; God is degene die het eten maakt; en God is degene die eet. God is de reden om te eten en God is het doel wat te bereiken is.*

Om je te verbinden met het goddelijke, is het van belang om met aandacht, liefde en vreugde te koken en te eten.
Dat begint al als je de boodschappen haalt - kies pure, echte, eerlijke en

verse producten, het liefst biologisch en zo veel mogelijk dat wat er nu in jouw omgeving groeit. Neem je tijd om je eten te kiezen, in plaats van door de supermarkt te rennen terwijl je door de laatste Facebook updates op je telefoon scrolt. Maak contact met wie je tegenkomt in de winkel of op de markt, zeg anderen gedag, glimlach en wees vriendelijk tegen degene die je aan de kassa helpt.

Laat een intentie naar boven komen voordat je gaat koken. Je intentie kan zijn jou en je geliefden te voeden, je te verbinden met het goddelijke of gewoon te koken met liefde en zorg.
Voel je voeten op de vloer, adem diep in en uit en begin met bewustzijn te koken. Blijf met je aandacht erbij als je kookt. Voel de knapperige groenten, zie de schoonheid van zaadjes en granen, ruik de kruiden en geniet van alle verschillende texturen, geuren en smaken.
Als je het leuk vindt, zing je een mantra tijdens het koken. Dat helpt je beter te concentreren en meer vreugde te ervaren.

Neem een moment om dankbaarheid te voelen voor wat je gaat eten of drinken. Ga zitten (het liefst op je hielen, zeggen de yogische teksten) en eet. Of drink. Kauw!
Eet met aandacht, zonder haast en geniet van de verschillende smaken en geuren. Probeer te eten wanneer je eet. Dat klinkt gek, ik weet het, maar probeer het: doe niets anders wanneer je eet. Geen t.v., geen ruzie met je kinderen, niet smsen.
Als je klaar bent met eten of drinken, neem dan weer een moment om dankbaarheid te ervaren. Dankbaar voor de aarde, de zon en de regen die jouw voeding lieten groeien, de boeren die je eten verzorgden...

Wanneer je met aandacht, liefde en plezier eet en drinkt, worden eten en drinken vanzelf een deel van je yogabeoefening. En door te blijven oefenen, verbinden we ons weer met dat goddelijke vlammetje wat in ons brandt.

Zoals de Vijnana Bhairava het zegt: 'de smaak van lekker eten is de essentie van het goddelijke'.

# volg je dosha!

Het is het begin van de herfst op het moment dat ik dit schrijf. Minder dan een week geleden was het 31 graden, zonnig en benauwd. Nu is het 11 graden, regent het al de hele dag en waaien de blaadjes van de bomen. Zo veranderlijk als het weer nu is, zo veranderlijk is ook vata dosha.

Misschien zijn de dosha's nieuw voor je en lijkt de theorie je ingewikkeld. Toch kunnen ze je helpen om in te voelen welke voeding jou goed doet. En welke voeding dat juist niet doet.

In mijn eerste boek schreef ik al over de dosha's. Het zijn de Ayurvedische constitutietypes die in alles en iedereen aanwezig zijn. In voeding en in jou. En in alles daaromheen en daartussen.

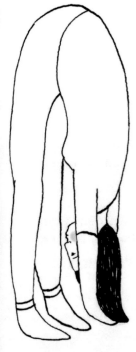

Ayurveda is het zusje van yoga. Beiden hebben hun wortels in hetzelfde land en zijn in dezelfde periode ontstaan. Ze hebben ook nog hetzelfde doel: eenwording. Hoe ze daar komen en welke hulpmiddelen ze ervoor inzetten verschilt echter.
Daar waar yoga zich meer op de houdingen, ademoefeningen, mantra's en meditatie richt, houdt Ayurveda zich vooral bezig met voeding, leefritme en massages. Dit is wel een beetje kort door de bocht. Er is namelijk ook veel overlap: binnen Ayurveda worden yogahoudingen aangeraden om de dosha's in balans te brengen en binnen de yogafilosofie is veel ruimte en aandacht voor goede voeding.

Het woord 'Ayurveda' bestaat eigenlijk uit twee verschillende woorden: 'ayus' en 'veda'.
'Ayus' betekent 'leven' of 'lang leven' (het Engelse woord 'age' is hieraan verwant) en 'veda' betekent 'wetenschap' of 'kennis'. Ayurveda leert je dus hoe je gezond oud wordt.

Wat ik krachtig en mooi aan Ayurveda vind, is dat de filosofie er rekening mee houdt dat iedereen anders is en dat alles verandert.
Dat houdt dus in dat wat goed voor mij is, niet vanzelfsprekend ook goed voor jou is. Het houdt ook in dat wat goed voor mij was toen ik zestien was, niet vanzelfsprekend goed voor me is als ik eenenvijftig word. En dat wat deze zomer nog perfect voor me was, hoeft dat in de winter niet te zijn.

Om er achter te komen wat voor jou in ieder moment de meest voedende, ondersteunende en gezonde keuze is, is het van belang de basis van Ayurveda te begrijpen. Die basis vind je in de vijf elementenleer.

Alles wat bestaat, dus ook het menselijk lichaam en de geest, komt voort uit de vijf elementen. De vijf elementen zijn ruimte, lucht, vuur, water en aarde. Zoals je kunt zien begint dit rijtje met de meest ongrijpbare en luchtige elementen, om vandaaruit steeds vaster te worden en te eindigen met het meest stevige en stabiele element.
De kwaliteiten die ik nu al noem (ongrijpbaarheid, luchtigheid, stevigheid, stabiliteit) zie je terug in dat wat opgebouwd is uit de vijf elementen. En, zoals je eerder kon lezen, dat is alles.

### Ruimte

Het element ruimte is vormloos en onbeweeglijk. Het is dat waar iets in kan ontstaan. Het lege blad. De stilte waarin geluid te vorm krijgt. Het begin. In ons lichaam is het de ruimte tussen en om alle cellen heen. Het is de ruimte waarin gedachten kunnen ontstaan.

### lucht

Vanuit die stilte, vanuit die vormloosheid, ontstaat een beweging. Die beweging wordt veroorzaakt door het element lucht. Lucht is niet alleen beweeglijk, maar zorgt ook voor verkoeling (vergelijk maar eens het gevoel van een windstille woestijn met dezelfde woestijn waar nu een licht briesje waait), is helder en droog. Dit element kun je terugvinden in alles wat beweeglijk is in het lichaam: de adem, de hartslag, de spieren, het rondwervelen van je gedachten...

### vuur

Het element wat daarop volgt, is zichtbaarder en dus vaster dan ruimte en lucht. Het is het element vuur. Vuur is heet, scherp, doordringend en droog. Die hitte wordt in ons lichaam vooral gebruikt voor de spijsvertering. Ook zie je dit element terug in intelligentie: dat wat duister voor je was wordt ineens helder. In strips zie je dit terug als een lampje wat aangaat wanneer iemand een briljant idee heeft.

### water

Water is het volgende element. In tegenstelling tot de voorgaande elementen, kun je water makkelijker voelen, ervaren, aanraken en ergens in bewaren. Water is zwaar, zacht en koud. Ons lichaam bestaat voor het grootste deel uit water, wat het makkelijk maakt om dit element in onszelf te herkennen. Uiteraard worden ook plasma, speeksel, urine en zweet door dit element beheerst.

### aarde

Het laatste element is ook het meest vaste van de vijf elementen. Het is zwaar, hard, ruw, stevig, compact en onbeweeglijk. Aarde geeft het lichaam kracht en structuur, en bevindt zich dan ook in alle vaste structuren in het lichaam, zoals bot, kraakbeen, tanden en haren. Ook in het denken is aarde aanwezig: vast, traag, gehecht, zoals het geheugen.

Deze vijf elementen smelten vervolgens samen in de Ayurvedische constitutietypes: de dosha's. Ook de dosha's zijn dus in alles en iedereen aanwezig. Ze zijn aanwezig in elk orgaan, in elk weefsel en in elke cel. Ieder mens heeft dus alle drie de dosha's in zich, maar in ieder mens bevinden die dosha's zich in een net iets andere verhouding. Die net iets andere verhouding zorgt ervoor dat we allemaal uniek zijn. Onze unieke constitutie wordt prakriti genoemd. Onze levensstijl beïnvloedt onze prakriti en wanneer deze daardoor verandert wordt de dan ontstane constitutie vrkiti genoemd.

De drie verschillende dosha's die in alles en iedereen aanwezig zijn worden vata, pitta en kapha genoemd.

## vata

De dosha vata is samengesteld uit de elementen ruimte en lucht. Dat betekent dat mensen bij wie vata dominant is, veel van deze twee elementen in zich hebben. Daardoor zijn het mensen die beweeglijk zijn, zowel fysiek (denk aan het continu wiebelen met een voet) als mentaal (tot diep in de nacht wakker liggen omdat het denken maar doorratelt). Ze hebben vaak een droge huid, droge haren, koude handen en voeten en krakende gewrichten. Ook kunnen ze onrustig, angstig en erg bezorgd zijn. Constipatie is een veel voorkomende vata-klacht, net als slapeloosheid. Mensen met een vata-constitutie lopen snel, hebben vaak haast, houden niet van een vast ritme (terwijl dit juist heel goed voor ze is), praten veel en snel en zijn creatief en enthousiast. Het zijn mensen die graag aan duizend dingen tegelijk beginnen, maar niets afmaken.

Aangezien vata's al zo veel van de elementen lucht en ruimte in zich hebben, moeten ze niet nog meer doen of tot zich nemen wat die elementen in zich heeft. Het is dus beter voor vata's om rust te nemen, om een vast ritme aan te houden, om rustig en met aandacht yoga te oefenen, om warme kleding te dragen en om hun voeding aan te passen. Voor vata's is het goed om geen droog en koud voedsel (zoals chips, ijsbergsla, popcorn, rijstwafels en ijs) te eten. Het is beter voor ze om verwarmende, zachte, soeperige gerechten te eten, zoals warme pap, soepjes, sauzen, verwarmende kruiden (bijvoorbeeld kaneel, anijs, gember en oregano), zoete vruchten en zoete, aardende groenten (zoals pompoenen, wortels, rode bieten, asperges en zoete aardappels).

Ook bij wie geen uitgesproken vata-constitutie heeft neemt vata toe in het jaargetijde waarin alles in beweging is: de herfst en vroege winter. De wind waait, de blaadjes verkleuren en vallen, het ene moment regent het en een minuut later schijnt de zon. Je voelt dat je huid droger wordt en dat je het sneller koud hebt. Dus is dit het moment om vata te verlagen door je voeding aan te passen. Je kiest daarom voor verwarmende en zachte gerechten.

Bij mensen die de veertig gepasseerd zijn, gaat vata omhoog. Ook schiet vata omhoog wanneer je zelf veel in beweging bent. Dat kan letterlijk zijn, zoals tijdens een reis met een vliegtuig, of figuurlijk, zoals wanneer je hele dagen op het altijd beweeglijke internet zit. Ook dan is het van belang om vata te kalmeren door warmte, rust en regelmaat in je leven en op je bord toe te laten.

## pitta

Pitta bestaat uit vuur en een beetje water. Als je deze twee samen brengt, ontstaat er stoom. Dat vuur en water bij elkaar horen is ook te zien in het feit dat vuur ervoor kan zorgen dat wat vast is vloeibaar of olieachtig wordt. Olie is iets wat pitta dus dient te vermijden: daar heeft pitta al genoeg van in zich. Dat olieachtige zie je terug in de huid van mensen die veel pitta in zich hebben, maar ook op andere manieren laat het vuurelement zich zien. Mensen bij wie pitta dominant is zijn vaak snel geïrriteerd, kunnen erg veroordelend zijn, hebben vaak veel energie, veel kracht, een rodere huid met vaak sproetjes of puistjes, ze hebben snel last van ontstekingen, houden van orde en kunnen erg dominant zijn. Ze zijn gepassioneerd, hebben een scherp intellect en kunnen vaak erg goed leiding geven. Overzicht en controle vinden ze fijn. Het zijn dan ook de mensen die graag lijstjes maken.

Om niet nog meer olie op het vuur te gooien, is het goed om pitta te kalmeren met verkoelende gerechten. Appels, kersen, druiven, mango's, broccoli, komkommers, courgettes, sla, granen, peulvruchten, kurkuma, koriander en dille zijn prima voor pitta's. Alles wat heel pittig, olieachtig of zuur is, kan beter vermeden worden.

Wanneer je dingen doet die pitta verhogen, is het ook belangrijk je voeding aan te passen. Je kunt je voorstellen dat een verhittende en competitieve sport (of zelfs vorm van yoga) pitta verhoogt, net als het leiden van een lastige vergadering of het gevoel je steeds te moeten bewijzen in je relaties. In de zomer, de vurigste tijd van het jaar, is pitta vanzelf wat hoger – net als in de puberteit.

Behalve met de juiste voeding, verlaag je pitta ook met humor. De scherpe kantjes gaan er daardoor af en dat helpt pitta zichzelf en het leven in het algemeen niet al te serieus te nemen.

## kapha

De elementen water en aarde vormen samen kapha. Als je deze twee elementen met elkaar mengt, ontstaat er modder. En dat is precies wat kapha kenmerkt!

Modder is vast, stevig, stabiel, koel en traag. Mensen die veel kapha in zich hebben, zijn dan ook de stabielste van de constitutietypes. Ze stralen rust en liefde uit, kunnen vaak goed masseren, onthouden je verjaardag en zijn vaak een tikje gehecht. Aan alles. Ze kunnen zich soms wat zwaar of depressief voelen.

Van alle constitutie-types zijn mensen waarbij kapha dominant is, het minst vaak ziek. Als zij ziek zijn zullen ze vooral last hebben van klachten die met slijm te maken hebben, zoals verkoudheden, verstopte sinussen of bronchitis.

Mensen bij wie kapha dominant is, kunnen beter geen zoete, zware, vette, zoute, koude voeding eten. Wat zij juist wel moeten eten is scherp, licht, droog, bitter en heet voedsel. Fruit, verse groenten, sla, kurkuma, chili en knoflook geven kapha's dat wat ze nodig hebben.

Door een inactieve levensstijl en verkeerde voeding kan kapha omhoog gaan, ook wanneer het niet je eigenlijke constitutietype is. In de lente is kapha altijd wat hoger. Misschien kun je je er wat bij voorstellen: in de lente is er vaker sprake van voorjaarsmoeheid, verkoudheden, tranende ogen (hooikoorts!), melancholie en een zwaar gevoel. De perfecte tijd voor een voorjaarsschoonmaak dus – zowel in huis als in je lichaam! Lichtere en bittere gerechten zijn geweldig in deze tijd van het jaar.

Behalve met de juiste voeding breng je kapha ook in balans met een uitdagende yogabeoefening. Blijf gerust wat langer in iedere houding en sla vooral de zonnegroeten niet over.

Je kunt al deze richtlijnen meenemen en gebruiken wanneer je dit boek je keuken in neemt. Dat betekent dat je kunt kiezen voor een verwarmende pap op stormige herfstdagen waarop je lang moet reizen of je gedachten alle kanten op springen. Het betekent ook dat je op zulke dagen alsnog een salade kunt eten, omdat je nu weet hoe je deze aan kunt passen zodat hij goed voor jou is: met verwarmende kruiden, aardende groenten en wat extra goede olie.

# ontdek je chakra's!

Lang, lang geleden werd de chakrafilosofie Lang, lang geleden werd de chakrafilosofie mondeling overgedragen, van leraar op leerling. Inmiddels zijn er boeken vol over de chakra's geschreven. Letterlijk. Desondanks kan de chakrafilosofie heel vaag en onduidelijk lijken.
Dus: wat zijn chakra's nou eigenlijk en wat heeft voeding ermee te maken?

Chakra's zijn niveaus van het bewustzijn. Deze zeven niveaus van bewustzijn zorgen voor een interactie tussen het stoffelijke (het lichaam) en het onstoffelijke (de geest). Lichaam en geest zijn hierdoor innig met elkaar verbonden en beïnvloeden elkaar.
De locaties van de zeven chakra's corresponderen met de indeling in wervelgroepen van de wervelkolom. Aan de vorm, de kracht en de souplesse van een bepaald deel van de wervelkolom kan dan ook afgelezen worden wat de conditie van het zich op die hoogte bevindend chakra is.
Net als alles wat je denkt, doet en tot je neemt, oefenen yogahoudingen en voeding invloed uit op de chakra's. Ook heeft voeding (net als yogahoudingen) een kwaliteit die op één of meerdere van de chakra's werkt.

## eerste chakra

Het eerste chakra bevindt zich ter hoogte van de onderste staartwervels en het overgangsgebied tussen de staartwervels en het heiligbeen. Vanuit de staartwervels straalt het eerste chakra uit naar de achterkant van het bekken, via de achterkant van de benen naar de hielen. Het is dat deel van het lichaam waarmee je contact met de aarde maakt. Het aarde-element hoort dan ook bij dit chakra.
Dit chakra heet Muladhara Chakra, en is het chakra van veiligheid, aanvoelen welke voeding bij jou past en weten hoe te overleven. Wanneer dit chakra goed gemanifesteerd is, geeft dit een gevoel van fysieke kracht en veiligheid. Dit chakra heeft als symbool het meest stabiele van alle

vormen: een vierkant. Het wordt vaak verbonden met de kleur rood. Yogahoudingen die een eerste chakra-kwaliteit hebben, zijn oefeningen waarbij een beroep wordt gedaan op de fysieke kracht, zoals utkatasana en virabhadrasana.

Leren aan te voelen wat bij jou past qua voeding is een kracht van het eerste chakra. Aangezien dit chakra je verbindt met de aarde, voed je dit chakra met groenten die dicht bij of in de aarde groeien. Denk aan wortelen, pompoenen, pastinaken en gember. Ook rode voeding helpt je meer stabiliteit en kracht te vinden. Granaatappels, rode appels, rode bietjes, rode paprika's – ze versterken allemaal het eerste chakra. Ook voeding die wat zwaarder is (en je dus wat meer 'naar de aarde trekt') versterkt het eerste chakra. Daar vallen peulvruchten en noten dus onder.

## tweede chakra

Het tweede chakra wordt het Svadhisthana Chakra genoemd. Het bevindt zich ter hoogte van het heiligbeen en de overgang van het heiligbeen naar de lendenwervels. Van hieruit straalt het chakra uit naar de voorkant van het bekken en via de binnenkant van de benen naar de enkels en de voorvoeten.
Svadhisthana Chakra wordt gekenmerkt door de drie-eenheid genot, fantasie en angst. Dat deze drie met elkaar samenhangen, kun je heel duidelijk zien in het genieten van spannende films of boeken: het is een beetje eng, je fantasie slaat op hol, maar juist dat maakt het zo fijn. Hetzelfde geldt voor seks: als daar geen spanning of fantasie bij komt kijken wordt het al gauw minder leuk.
Dit is het chakra van plezier, versieren, creativiteit, seksualiteit. Het tweede chakra is verbonden met het waterelement, een vloeiende cirkel en de kleur oranje.
In het tweede chakra gaat het om het genieten op zich, van voeding bijvoorbeeld, maar ook van seks.
Yogahoudingen die een tweede chakra-kwaliteit hebben, zijn vloeiende, soepele bewegingen – zoals water beweegt. Ook houdingen die de liezen en binnenkant van de benen meer ruimte geven zijn tweede chakra-houdingen. Hieronder vallen onder andere de spreidzit, de hurkzit op je tenen, een liggende acht maken met het bekken, maar ook de adem naar

je bekken brengen.

Voeding die het tweede chakra versterkt is alles wat waterig is: thee, soep, smoothies, sapjes...

Zoet en sappig fruit versterkt dit chakra ook, net als alles wat oranje van kleur is (zoete aardappel, pompoen, sinaasappel). Vanille en kaneel brengen dit chakra ook in balans – net als intens genieten van alles wat je eet en drinkt.

### derde chakra

Het derde chakra is het chakra van 'ik wil', het ego, het vuurelement. Aangezien vuur in een driehoek verschijnt, is de driehoek het symbool voor het derde chakra.

Dit chakra bevindt zich bij de lendenwervels en de overgang naar de borstwervels. Het is het deel van de wervelkolom waar de oprichting plaats vindt, waardoor mensen beginnen te verschillen van dieren. Deze oprichting brengt ook een ego met zich mee, de wil, het zich willen onderscheiden van de rest. Het derde chakra wordt Manipura Chakra genoemd.

Asana's die op het derde chakra werken, zijn de zonnegroet, het cirkelen van de knieën en de heldhouding zonder met de ogen te knipperen uitvoeren.

Natuurlijk is ook dit chakra met voeding te versterken. Aangezien geel de kleur van dit chakra is, voed je het met gele voeding: maïs, gele paprika, kurkuma, kamille, gele linzen en bananen. Ook zonnebloempitjes en lijnzaad voeden dit chakra.

### vierde chakra

Bij het vierde chakra gaat het niet langer om 'ik wil', maar om 'de ander'. Hier ontstaat het besef dat we deel zijn van het geheel, dat we één zijn. Opoffering, mededogen, toewijding en onvoorwaardelijke liefde zijn kwaliteiten van het vierde chakra.

Het vierde chakra, of Anahata Chakra, bevindt zich ter hoogte van de borstwervels en de overgang naar de nekwervels. Het element dat bij dit chakra hoort is lucht en de kleur die met dit chakra geassocieerd wordt is groen.

Yogahoudingen die op dit chakra werken, zijn alle ademoefeningen die met aandacht uitgevoerd worden. Houdingen die het ademgevoel in de borst verruimen, zoals gomukhasana, horen hier ook bij.

Uiteraard is het vooral groene voeding die dit chakra versterkt: sla, spinazie, broccoli, paksoi, snijbiet, boerenkool, selderij, groene thee en verse kruiden zoals munt, koriander en basilicum.

## vijfde chakra

Het vijfde chakra bevindt zich bij de eerste vijf nekwervels, en de overgang hiervan naar de bovenste twee nekwervels. In het vijfde chakra manifesteert zich het verlangen naar stilte, onthechting en eenzaamheid. De drie-eenheid van het vijfde chakra, het Visuddha Chakra, is leegte, stilte en klank. Dit kun je sterk voelen in mantra's: de stilte na de mantra is anders dan de stilte voor de mantra. Akasha ofwel ruimte is het element dat bij het vijfde chakra hoort.

Yogahoudingen die een vijfde chakra-kwaliteit hebben, zijn de nekrol en matsyasana.

Aangezien de kleur blauw met dit chakra verbonden is, voed je dit chakra met alles wat blauw is: bosbessen, bramen, pruimen, druiven – maar ook zeegroenten zoals wakame en spirulina.

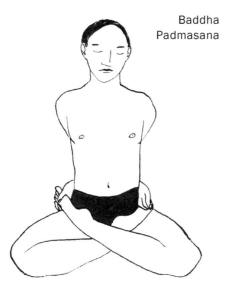

Baddha Padmasana

## zesde chakra

Het zesde chakra wordt Ajna Chakra genoemd, en bevindt zich ter hoogte van de atlas en de draaier. Vanuit dit chakra zie je het onderscheid tussen wat waar en niet waar is, en tussen wat natuur en wat geest is. Het is het chakra van inzicht en intuïtie. Dit chakra wordt ontwikkeld door een strenge discipline.

Asana's krijgen een zesde chakra-kwaliteit door ze lang en onbeweeglijk uit te voeren. Baddha padmasana is een zesde chakra-houding bij uitstek.

Voeding die dit chakra versterkt is alle voeding die gezond en goed voor jou is en die je met aandacht eet. Goed kauwen en je niet mee laten slepen door verleidelijke verpakkingen in de supermarkt versterken dit chakra.

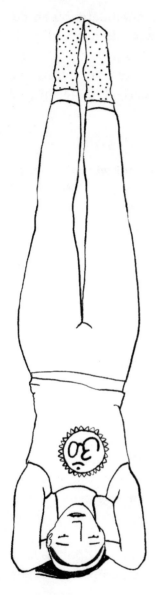

De kopstand

## zevende chakra

In het zevende chakra is alles goed zoals het is. Dit chakra bevindt zich bij de fontanel. Het is het Sahasrara Chakra, het chakra van tevredenheid, het gevoel de bestemming gevonden te hebben. Er is geen verlangen meer, het verschil is opgelost. Dit is de normale toestand van de mens.
De kopstand is een zevende chakra-houding.
Ontgiftende en plantaardige voeding en af en toe een dagje vasten brengt dit chakra in balans.

# yoga & voelen

Je hebt nu gelezen wat de dosha's zijn en waar je chakra's zitten. Maar hoe gebruik je die informatie om te kiezen wat echt bij jou past? Hoe eet je op een yogische manier?

Het antwoord daarop is: leer te voelen. Leer te voelen wat voeding met je doet. Word je hyper van knoflook en koffie? Laat het dan staan. Kun je je niet concentreren als je net een pak koekjes leeg hebt gegeten? Vervang die koekjes dan door wat dadels en nootjes – en voel welk effect dat heeft.

Yoga zal je altijd helpen beter te voelen. Dat is wat je in de houdingen oefent, dat is wat je op je matje doet en het is wat je vanzelf meeneemt in je dagelijks leven. Als je kunt voelen of je adem naar je buik gaat en of je armen op een lijn zijn in de tweede heldhouding, kun je ook makkelijker voelen welk eten voor jou geschikt is.

De informatie over de dosha's en de chakra's helpt je om uit te vinden wat jou het beste kan ondersteunen in ieder moment. Op basis daarvan kun je beslissingen maken. Voel je je niet op je gemak of ben je veel onderweg? Kies dan voor aardende voeding: groenten die dicht bij de grond groeien, warme en zachte gerechten en alles wat een aardse kleur heeft.
Voel je je juist zwaar en troebel? Dan kies je voeding die helder en licht is. Misschien een helder soepje met wat gestoomde groenten. Of een kom met groene groenten, een beetje citroensap en wat rijst.

Met aandacht koken helpt je ook beter te voelen wat bij je past. Sta stevig, je voeten op heupbreedte en met je tenen recht naar voren wijzend. Je knieën zijn licht gebogen, je adem laat je naar je buik toe gaan. Adem diep in en lang uit. Ontspan je gezicht – je kaken, al die kleine spiertjes om je ogen heen...
Ruik aan je ingrediënten, voel ze en blijf er met je aandacht bij als je ze snijdt. Gebruik je handen om kruiden toe te voegen. Proef je eten –

moet er nog wat meer koriander bij of juist wat komijn? Staat er in het recept dat er gember gebruikt moet worden, maar voel je je veel meer aangetrokken tot kurkuma? Luister daar dan naar. Wees flexibel en speel met je eten.

Hoe puurder je ingrediënten zijn, hoe makkelijker het wordt om aan te voelen wat bij jou past. Als je ingrediënten onbewerkt zijn en niet in fleurige plastic verpakkingen zitten, wordt het voor je zintuigen namelijk een stuk makkelijker om na te gaan of het een goed idee is ze op te eten. Iets wat in een potje, pakje of zakje zit kun je tenslotte niet makkelijk ruiken, voelen of proeven – soms zelfs niet eens zien. Maak daarom zo veel mogelijk zelf en gebruik biologische producten wanneer dat voor jou mogelijk is.

Om je nog meer te verbinden met dat wat je eet, kun je je handen gebruiken om te eten. Overigens, als je koppige kleuter weigert te eten, wil dit ook nog wel eens een extra zetje geven om toch maar die broccoli uit te proberen.
Als je met je handen eet, eet je meestal een stuk langzamer en aandachtiger. Je voelt je eten, je stopt geen veel te hete hap in je mond en je helpt de spijsvertering een handje (ha) – tenminste, dat is hoe Ayurveda er over denkt.

Volgens Ayurveda corresponderen onze vingers met de elementen: de duim met ruimte, de wijsvinger met lucht, de middelvinger met vuur, de ringvinger met water en de pink met aarde. Als we onze handen gebruiken om te eten, maken we de elementen in onszelf wakker. En dat zorgt er weer voor dat agni wakker wordt. Agni is het spijsverteringsvuur. Dat vuur dient goed te branden om je voeding te kunnen verteren.

Volgens het seizoen en zo lokaal mogelijk eten helpt eveneens om agni te versterken – bovendien is het goedkoper en beter voor het milieu. Hoe sterker het spijsverteringsvuur brandt, hoe makkelijker je je eten verteert. Hoe makkelijker je je eten verteert, hoe lichter en energieker je lichaam aan zal voelen. Hoe lichter en energieker je lichaam aanvoelt, hoe makkelijker het wordt om te kiezen wat bij jou past. Hoe beter je voeding aansluit bij wat jij echt nodig hebt, hoe blijer agni daarvan wordt...
En zo is de cirkel rond.

Nog één tip: neem de tijd om te eten. Dat houdt in dat je niet rennend van afspraak naar afspraak eet, dat je niet eet wanneer je druk aan het praten bent en dat je niet ondertussen je mails checkt. Het houdt ook in dat je kauwt. En dat je geniet van dat wat je eet.

## alles heeft een reden

Tenminste, in dit boek wel. Als je een echte pitta bent of een pitta-momentje hebt, is dit het hoofdstuk waar je al je antwoorden in kunt vinden.
Als je kwijt bent wat pitta is, lees het hoofdstuk over de dosha's dan nog even over.

Zoals je ongetwijfeld al gezien hebt, zijn alle foto's in dit boek vierkant. Het boek zelf is zelfs vierkant. Ook zijn de gerechten van bovenaf gefotografeerd en heb ik uitsluitend rond servies gebruikt.
Als je het hoofdstuk over de chakra's gelezen hebt, kun je misschien al raden waarom ik dit gedaan heb.
Het vierkant is het symbool van het eerste chakra – het chakra wat staat voor oerkracht en voor het aanvoelen van wat op het gebied van voeding echt bij jou past. Vierkante foto's stimuleren dit chakra en bieden een stevige basis. Het ronde servies staat voor het tweede chakra, aangezien de cirkel het symbool van dit chakra is. Het servies stimuleert op deze manier dit chakra, wat staat voor het intens kunnen genieten van lekker eten.

Alle gerechten in dit boek zijn bereid met ingrediënten die elkaar ondersteunen en versterken. Bovendien is alles plantaardig (beter voor de dieren, het milieu en je gezondheid), bevat geen enkel recept gluten (waardoor je het voor iedereen kunt bereiden, ook voor je buurman die last heeft van een glutenintolerantie) en gebruik ik in de recepten geen suiker – maar ook geen suikervervangers zoals ahornsiroop. Dat betekent dat alle recepten puur zijn. Dat pure vind je ook terug in de foto's. Deze heb ik zo authentiek en eerlijk mogelijk gehouden. Ik heb ze met m'n smartphone gemaakt en heb de gerechten gefotografeerd zoals ik ze ook op drukke dagen serveer: simpel en oprecht.

Om de energie van de voeding niet verloren te laten gaan en mezelf niet in perfectionisme te verliezen mocht ik van mezelf steeds hooguit twee foto's van ieder gerecht maken. Op die manier is naar mijn mening de ziel van de voeding (ja, voeding heeft een ziel) het beste zichtbaar.

Kortom: met dit boek wil ik je laten zien wat en hoe ik echt eet – en wil ik je laten zien dat jij dat ook kunt. Met gemak, met liefde en met plezier.

En nu de keuken in!

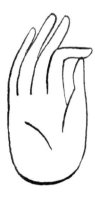

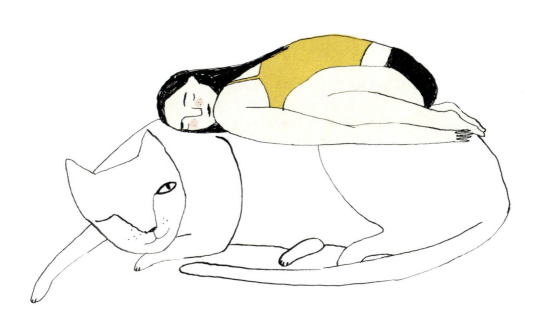

ontbijt

# chia pudding met amandelmelk, vanille, kardemom & verse besjes

*Er is al zoveel gezegd en geschreven over dit superfood dat ik het hier niet ook weer over alle gezondheidsvoordelen van chia zaadjes ga hebben.*
*In plaats daarvan wil ik je laten weten dat dit ontbijtje net zo lekker is als stevige middagsnack of als dessert.*

¼ cup chia zaadjes

1 cup homemade amandelmelk

snufje vanille

snufje kardemom

¼ cup frambozen

¼ cup bosbessen

Combineer de chia zaadjes, vanille en kardemom in een kom. Roer hier de amandelmelk doorheen. Laat tenminste 15 minuten wellen. Roer nog een keer.
Garneer met de verse besjes.

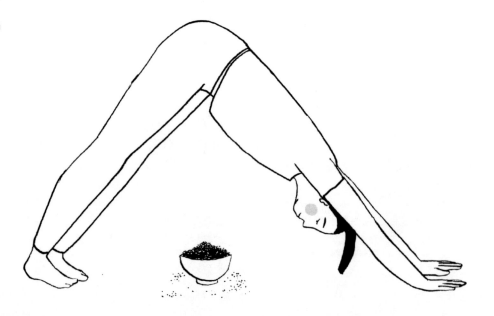

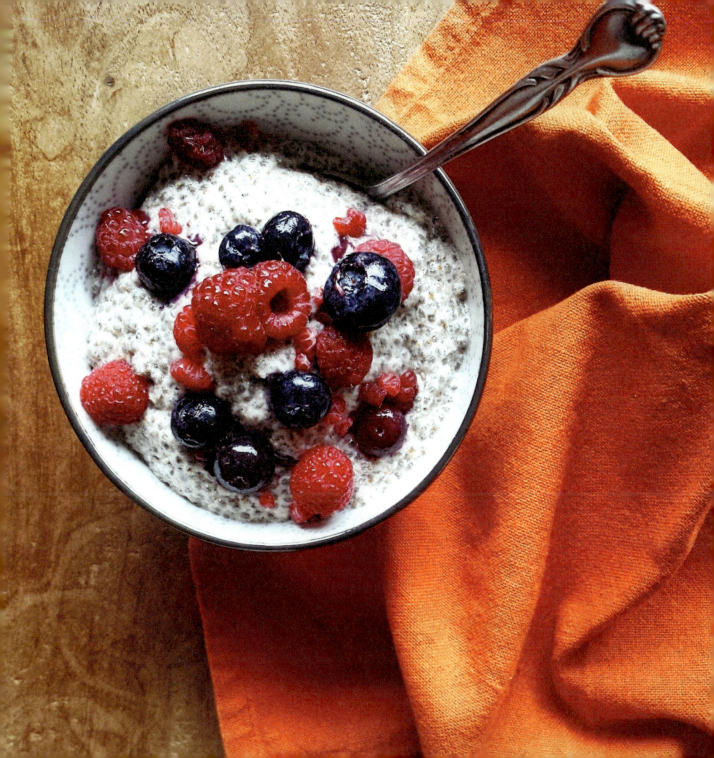

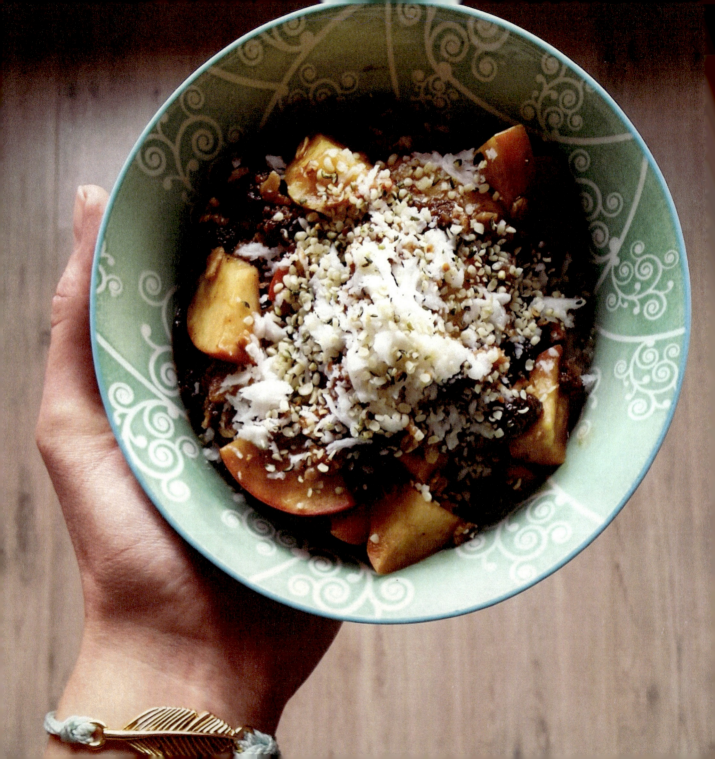

## havermout & appels

*Afgelopen winter heb ik een kleine winterslaap gehouden. Ik bleef een week offline, gaf geen les en sliep veel.*
*Uiteraard kookte ik ook veel.*
*De winterslaap startte na mijn laatste activiteit op internet: ik plaatste een foto van mijn ontbijt op Instagram. Al binnen enkele minuten stroomden de vragen en mails binnen – of ik het recept wilde delen.*
*Het is terecht een populair recept: heerlijk, verwarmend en makkelijk.*

⅓ cup havervlokken

2 kleine appels

2 tbs zwarte moerbeibessen

¼ - ½ tsp kaneel

¼ tsp gember

¼ tsp vanille

¼ tsp kardemom

1 cup water

½ tbs kokosboter

1 tsp hennepzaadjes

Doe de havervlokken, gesneden appels, moerbeibessen, kruiden en het water in een pan. Kook tot de havervlokken zacht zijn.
Schep de havermout in een kom. Garneer met de kokosboter en hennepzaadjes.
Serveer direct en geniet van iedere hap.

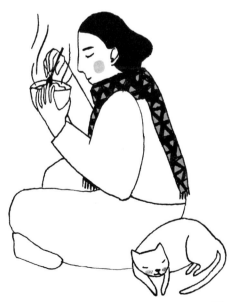

# hartige miso pap

*Omdat een hartig ontbijt net zo lekker kan zijn als een zoet ontbijt. En omdat dit een ontzettend gezond, voedend en verwarmend begin van de dag is.*

½ cup havervlokken

1 ½ cup water

1 cup zeer klein gesneden boerenkool

1 tbs miso

¼ tsp umeboshi pasta

kimchi

Doe de havervlokken, het water en de fijngesneden boerenkool in een pannetje. Breng het aan de kook, draai het vuur laag en laat de pap pruttelen tot de havervlokken zacht zijn.
Draai het vuur uit en roer de miso en umeboshi pasta door de pap. Giet of schep de pap in een kom en serveer met kimchi.

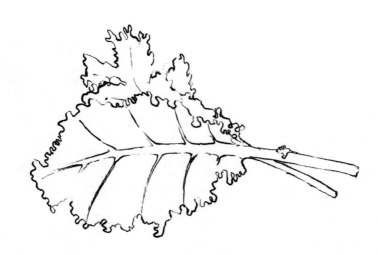

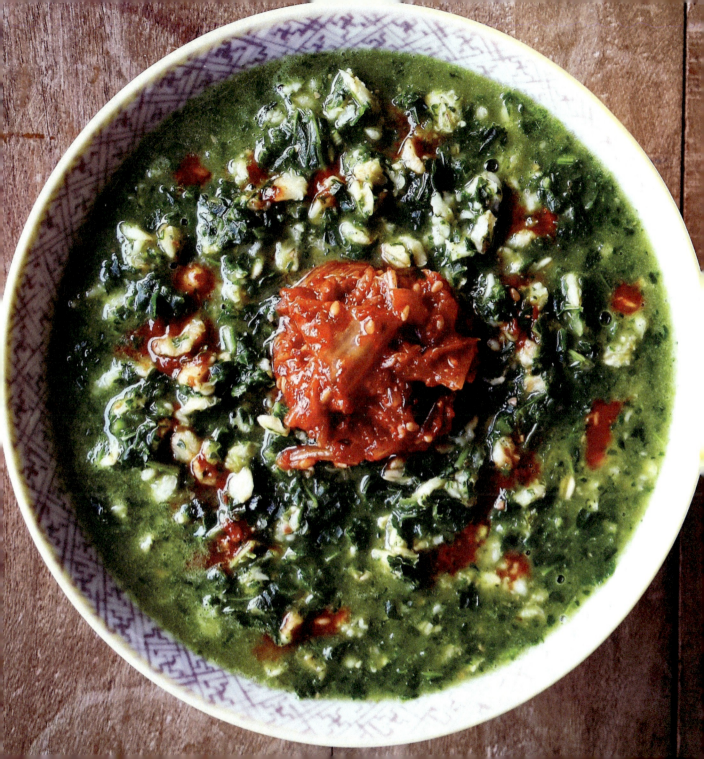

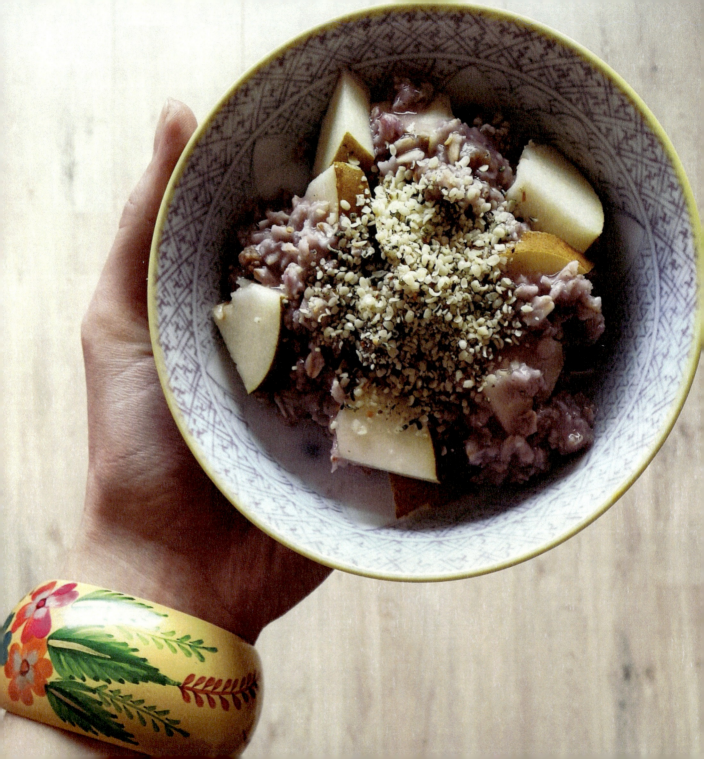

# bosbes en peer pap

*Dit fris-zoete ontbijt geeft je een verwarmende en stevige basis voor een mooie dag.*

⅓ cup havervlokken

⅔ cup water

1 tbs witte moerbeien

½ tsp vanille

¼ tsp kaneel

¼ tsp gember

⅓ cup bosbessen

1 kleine peer

rijstmelk

hennepzaad

Doe de havervlokken met het water, de witte moerbeien en de kruiden in een pannetje. Breng aan de kook, draai het vuur laag en laat pruttelen tot de havervlokken zacht zijn.
Voeg de bosbessen en in stukken gesneden peer toe en meng met de havermoutpap.
Schep de pap in een mooie kom, voeg een scheutje rijstmelk toe en strooi er hennepzaadjes overheen.

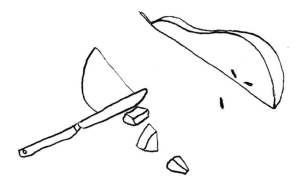

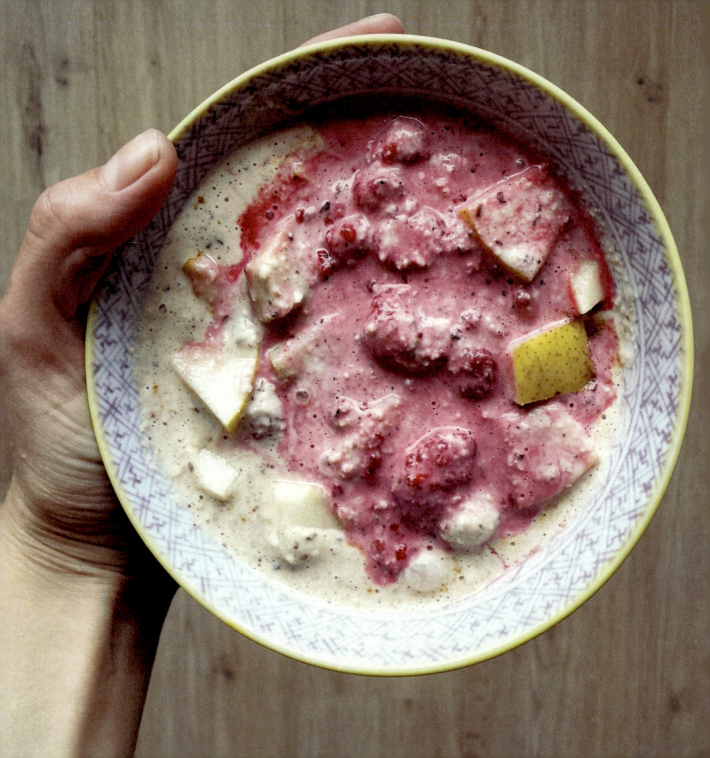

# zelfgemaakte haver yoghurt met frambozen & peren

*Ik ben super enthousiast over dit recept: het is super gezond, zit bomvol enzymen en probiotica, het is fris en het smaakt geweldig. Hierbij presenteer ik je: mijn rauwe zelfgemaakte haver yoghurt met frambozen en peren!*

2 cups havervlokken

2 cups water

2 tbs rauwe cacao nibs

2 cups frambozen
(vers of bevroren,
mag je zelf kiezen)

1 tsp vanille

1 tsp kaneel

2 peren

Week de havervlokken een nacht in het water, in een grote keramieken kom. In de ochtend doe je de havervlokken met het water in een blender. Meng tot een heel glad en romig geheel. Voeg meer water toe als je een dunnere yoghurt wilt.

Voeg de cacao nibs toe en zet de blender kort aan tot de nibs een beetje kleiner zijn. Het is lekker als ze nog wel te herkennen zijn, het geeft meer structuur en smaak aan de yoghurt.

Giet het havermengsel terug in de keramieken kom. Leg hier een opgevouwen theedoek overheen.

Zet de kom op een warm plekje in de keuken en laat staan. Roer iedere (ongeveer) acht uur het mengsel met een houten lepel om. Het is belangrijk een houten lepel te gebruiken voor het fermentatie proces.

Iedere keer dat je roert, proef je de yoghurt. Als jij 'm lekker vindt smaken is je yoghurt klaar. Dat zal na twee tot vier dagen zijn, afhankelijk van hoe zuur jij je yoghurt wilt.

De yoghurt blijft ongeveer een week goed in de koelkast.

Als je de yoghurt wilt gaan eten, giet je deze met de frambozen in de blender en meng je dit tot een glad geheel. Je kunt er ook voor kiezen de frambozen gewoon door de yoghurt te roeren.

Verdeel de yoghurt over vier kommetjes. Roer de vanille en kaneel erdoorheen.

Serveer met in stukjes gesneden peer op de yoghurt - en een glimlach.

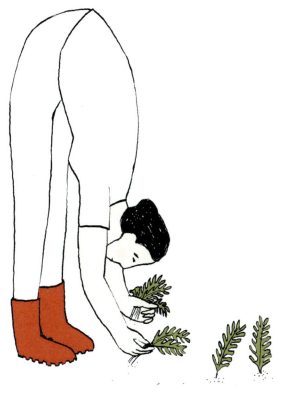

SALADES

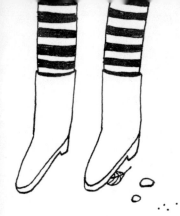

# GEROOSTERDE HERFST NOEDEL SALADE

. . . . . . . . . . . . . . . . . . . . . . . . . . . . . . . . . . . . .

*Eén van de dingen die ik het fijnst vind aan de herfst en dichtbij een bos wonen, is het verkleuren van de bladeren meemaken. Ik vind het prachtig, al die verschillende tinten rood, geel en oranje.*

*Ze zien er soms zelfs een beetje geroosterd uit. En zo inspireerden de herfstbladeren me tot het maken van deze herfstsalade!*
*Het is een gemakkelijke salade – je hebt 'm binnen tien minuten in je kom. Ik heb 'm als lunch gegeten, maar als avondeten of ontbijt is hij net zo lekker.*

*Als je de salade liever wat steviger maakt, kun je hem met dahl eten of een cup edamame boontjes toevoegen.*

| | |
|---|---|
| bruine rijstnoedels voor één persoon | Kook de noedels tot ze gaar zijn. Was ondertussen de veldsla en scheur deze met je handen in kleinere stukken. |
| 2 volle handen veldsla | Rooster de pompoenpitten in een droge pan op gematigd hoog vuur. Blijf de pompoenpitten omscheppen of schudden tot ze beginnen te springen. Als ze geroosterd zijn, haal je ze meteen van het vuur. |
| 3 tbs pompenpitten | |
| 1 tsp genmai su (rijstazijn) | Giet de noedels af en doe ze in een kom. Voeg de veldsla toe. Doe hier de genmai su, tamari, sesamolie en geroosterde pompoenpitten bij. Strooi hier gomasio naar smaak over. |
| 1 tsp tamari (sojasaus) | |
| 1 tsp sesamolie | |
| gomasio naar smaak | |

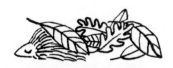

salades

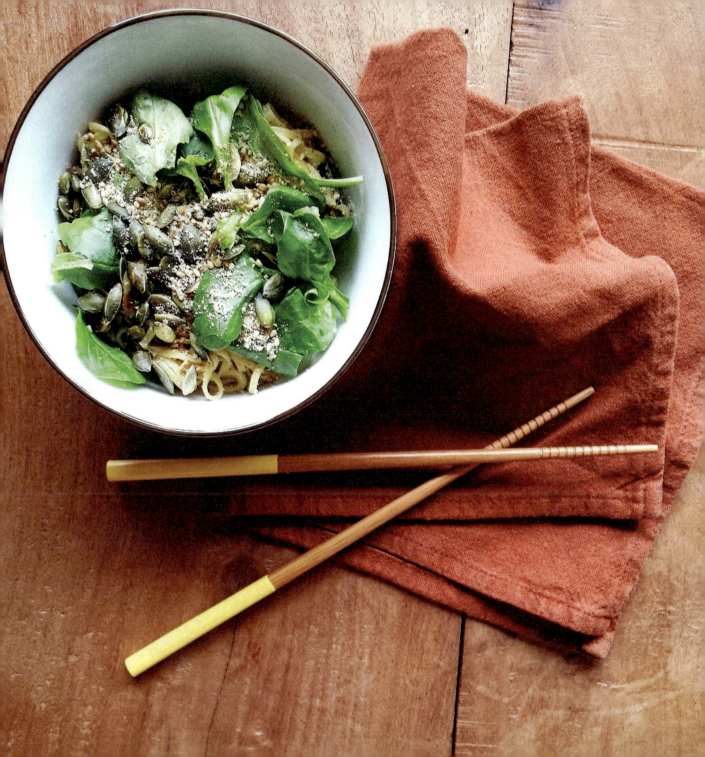

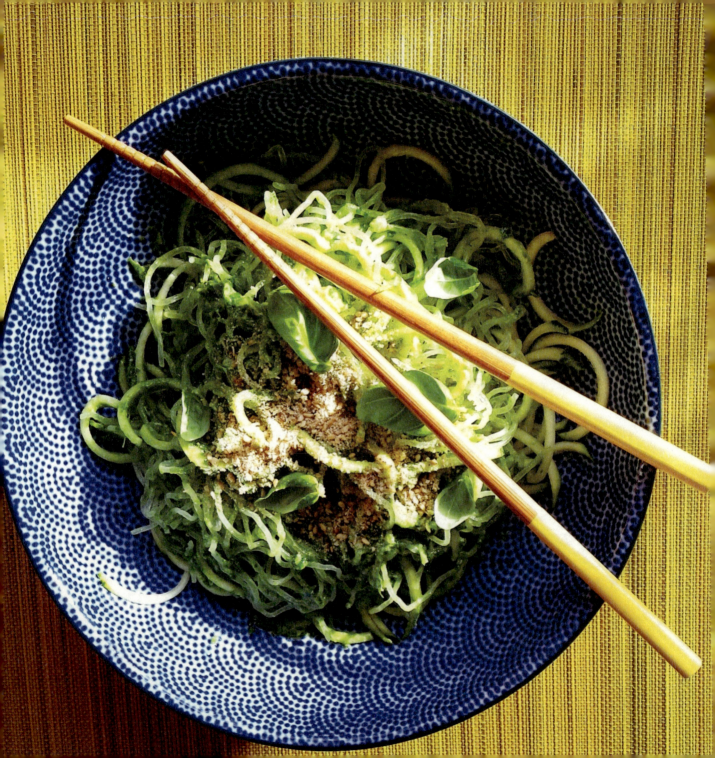

# KELP & COURGETTE NOODLES MET POSTELEINPESTO

*Zomer, eindelijk! Dit heerlijke, lichte gerecht smaakt zonnig en vrolijk – en het is ook nog eens een geweldige manier om de courgettes te gebruiken die zo overvloedig aanwezig zijn in de zomer.*
*Het smaakt overigens ook super in alle overige seizoenen, voor het geval je wel wat zon in je kom kunt gebruiken op een koude, grijze dag.*

1 courgette

1 pak kelp noodles

Gebruik een spiralizer of erg scherp mes om noodles of dunne slierten van de courgette te snijden.
Was de kelp noodles.
Verdeel de twee soorten noodles over twee tot vier kommen en maak de posteleinpesto.

postelein pesto

2 grote handen vol postelein (zomerpostelein in de zomer, winterpostelein in de winter)

1 avocado
1 grote hand vol verse basilicum

½ cup edelgistvlokken

2 tbs tamari

1 ½ tbs vers citroensap

zout en peper naar smaak

Doe alle ingrediënten in een food processor of blender. Meng tot een glad geheel.
Giet over de noodles. Gebruik je handen of een vork om de noodles en pesto te mengen. Ik gebruikte m'n handen en genoot er van mijn vingers daarna af te likken.
Serveer met wat gomasio en losse basilicumblaadjes.

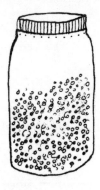

# KIEMEN, RADIJSJES & AVOCADOROOM

*Ik ben verliefd op deze salade. Het is een geweldig gerecht om kapha weer in balans te brengen in de lente, het geeft je volop energie, zit bomvol vitamines en enzymen en het haalt het beste uit alle ingrediënten naar boven.*

½ cup boekweit

water

Week de boekweit minstens vier uur in ruim voldoende water. Giet af, spoel om en doe de boekweit in een glazen pot. Zet aan de kant. Gedurende twee dagen spoel je de boekweit twee keer per dag om.
Na twee dagen is de boekweit ontkiemd. Je zult zien dat er kleine staartjes aan de boekweit zitten. Zet de ontkiemde boekweit opzij terwijl je de salade maakt.

3 grote handen vol veldsla

de ontkiemde boekweit

1 grote hand vol alfalfa

1 bosje radijsjes

1 avocado

1 grote hand vol verse koriander

sap van 1 limoen

1 ½ tbs water

1 ½ tbs tamari

Verdeel de veldsla over vier kleinere kommen of doe het in één grote kom. Schep de ontkiemde boekweit en de alfalfa op de veldsla.
Snijd de radijsjes in dunne schijfjes en leg ze op de kiemen.
Meng de avocado, de koriander, het limoensap, het water en de tamari in een kleine food processor of met een staafmixer tot een romige en dikke saus. Schep de avocado room op de salade.
Garneer met verse koriander.

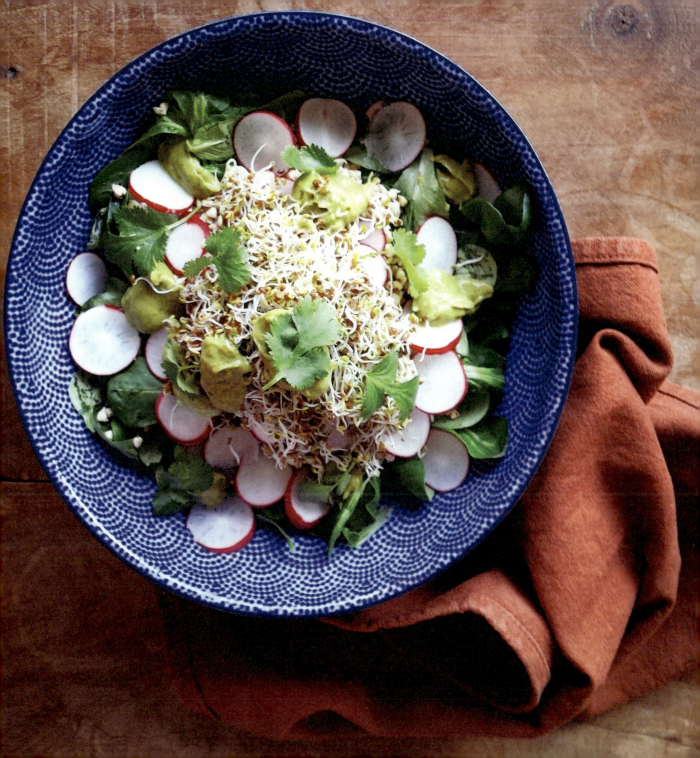

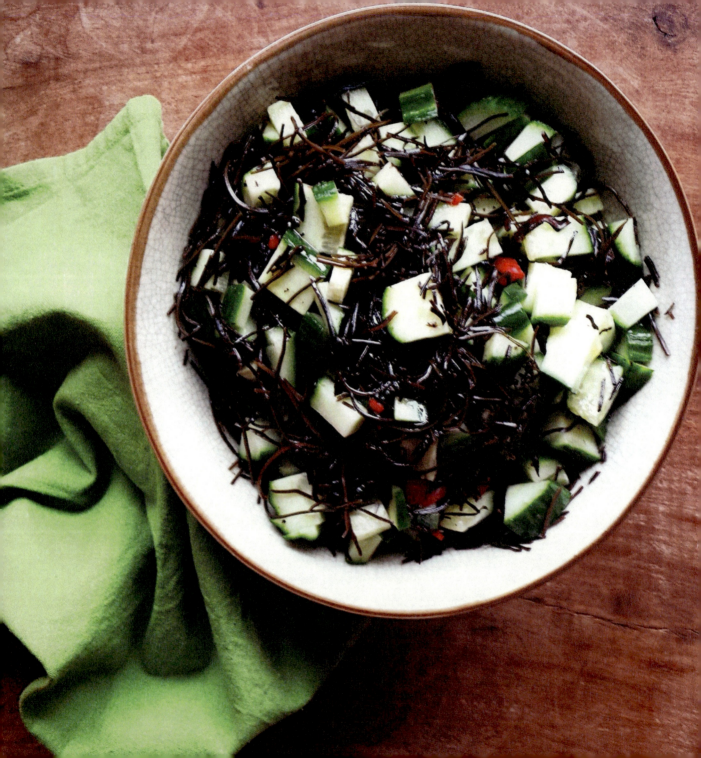

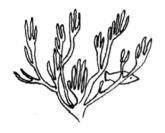

# KOMKOMMER ARAME SALADE

*Arame is een zeewier, vol voedingstoffen en heeft een lekkere zilte smaak, die perfect combineert met de frisse komkommers en pittige peper in deze salade.*

1 ½ cup gedroogde arame

2 komkommers

1 rode peper

1 tbs genmai su

1 tbs lijnzaadolie

Week de arame in ruim voldoende warm water, tot de arame zacht is. Dat duurt ongeveer tien minuten. Giet de arame af en doe de arame in een grote kom.
Snijd de komkommers en de rode peper in kleine stukjes en voeg aan de arame toe. Meng de genmai su en de lijnzaadolie door de salade. Je kunt ervoor kiezen nog wat verse kruiden toe te voegen – koriander en munt smaken hier geweldig bij!

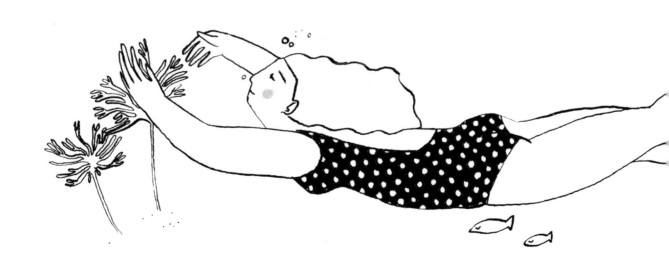

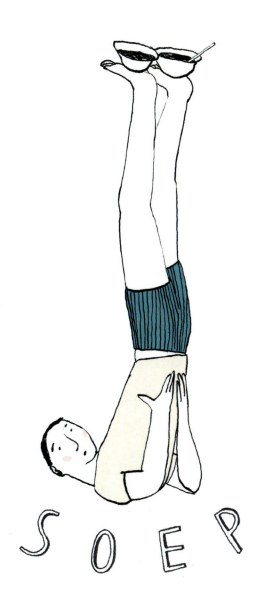

# Romige maïssoep

*Deze vullende soep is op z'n best in de zomer, wanneer je verse maïs in overvloed kunt vinden. Desondanks is 'ie ook heerlijk in andere seizoenen, als je bevroren maïs in plaats van verse gebruikt.*

½ cup gierst

water

appelazijn

Week de gierst minstens acht uur in voldoende water en een scheutje appelazijn.
Spoel de gierst grondig af en zet aan de kant terwijl je de overige ingrediënten verzamelt.

7 cups water

5 cups maïskorrels

de geweekte gierst

½ tbs Keltisch zeezout

1 tsp kurkuma

Breng het water aan de kook. Voeg de maïskorrels, gierst, het zeezout en de kurkuma toe. Draai het vuur laag en laat pruttelen tot zowel de maïs als de gierst zacht zijn.

Maak ondertussen de citroen basilicum olie.

citroen basilicum olie

½ cup verse basilicum

4 tbs vers citroensap

1 tbs olijfolie

1 tbs tamari

Meng de ingrediënten voor de citroen basilicum olie met een staafmixer of in een kleine food processor, tot de blaadjes basilicum versnipperd zijn.

Als de maïs en gierst zacht zijn, pureer je de soep met een staafmixer. Voeg naar smaak zout toe.

Giet de soep in kommen en sprenkel wat citroen basilicum olie over de soep. Je kunt de soep serveren met wat gomasio, al smaakt de soep ook geweldig zoals 'ie is.

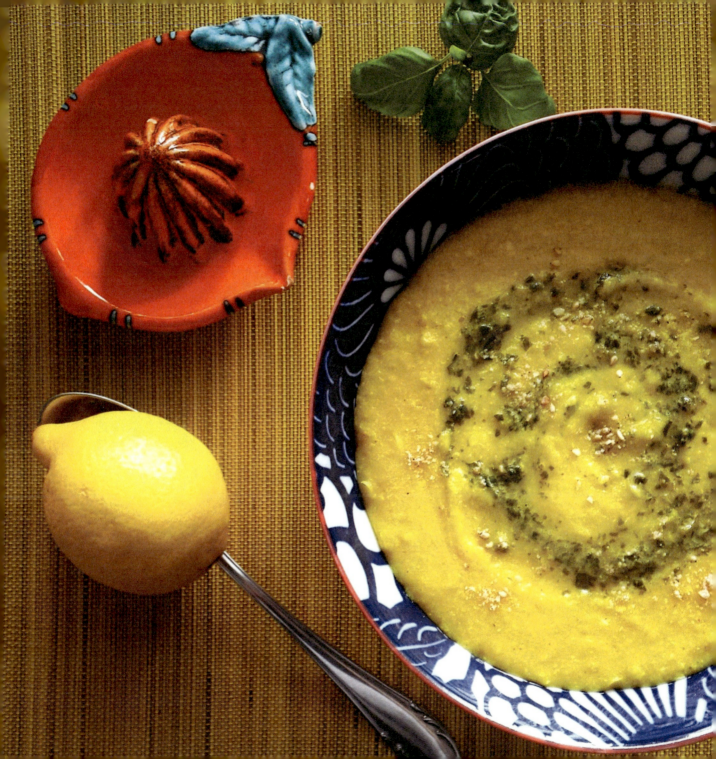

# zoet, pittig & aardend soepje

*Een hartverwarmende soep om vata te verlagen, om je stevig te aarden, om je te kalmeren en je van binnenuit op te warmen. Liefde in een kom.*

8 middelgrote wortelen

1 kleine – middelgrote pompoen

3 middelgrote zoete aardappels

2 – 5 cm verse gember

1 rode peper, zaadjes verwijderd

½ cup fijn gesneden citroengras

1 tbs kurkuma

1 tbs Keltisch zeezout

½ tsp kaneel

water

1 blik kokosmelk

verse koriander

Snijd alle groenten grof. Doe ze in een grote pan. Voeg gember, grof gesneden rode peper, citroengras, kurkuma, zout, kaneel en genoeg water om de groenten te bedekken toe.
Breng aan de kook. Draai het vuur laag en laat pruttelen tot de groenten zacht zijn. Voeg de kokosmelk toe.
Gebruik een staafmixer om de soep te pureren.
Serveer in mooie kommetjes, met wat verse koriander.

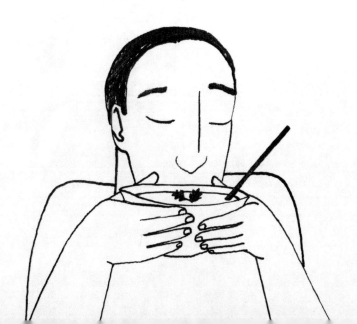

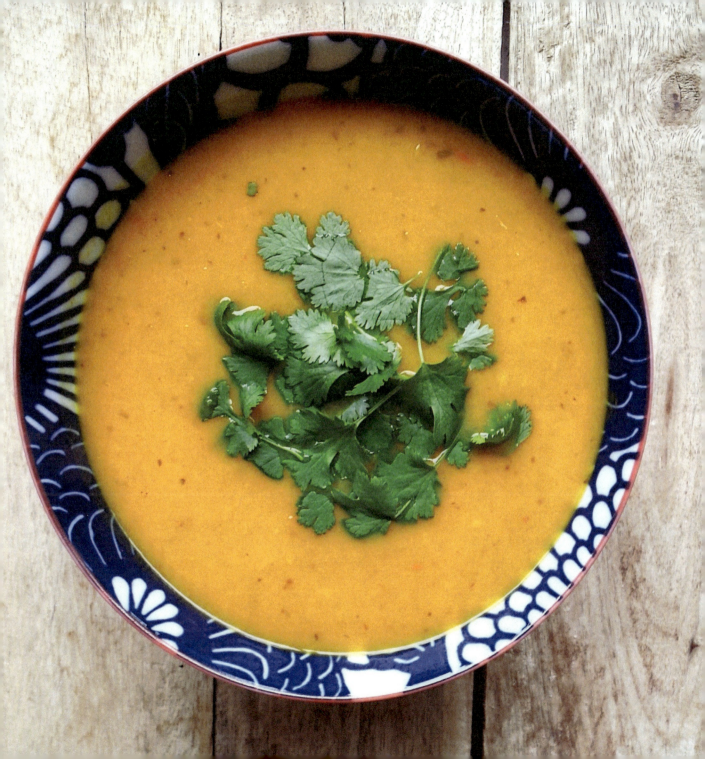

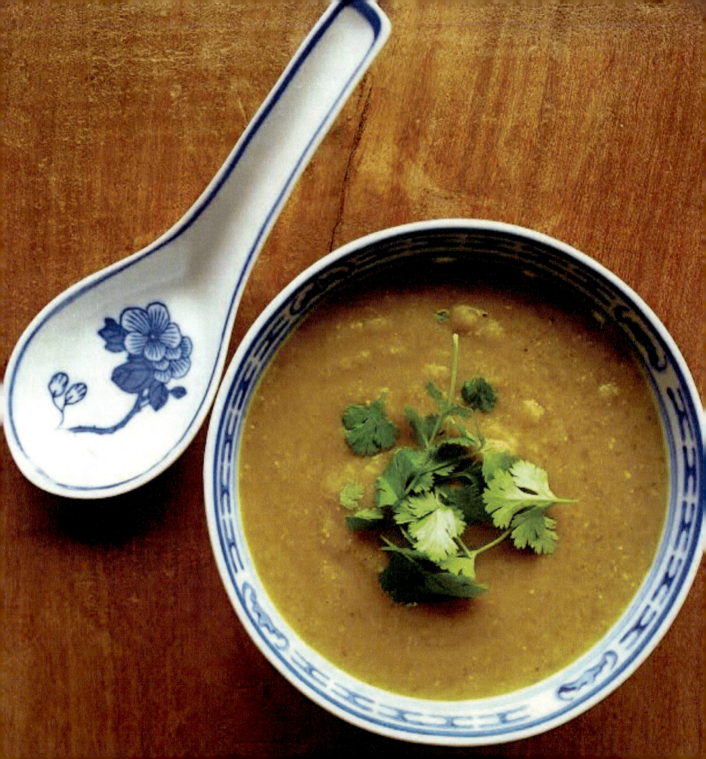

# versterkende miso dahl

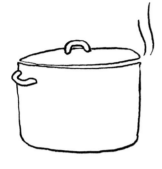

'Het ruikt naar kippensoep!' riep mijn man uit toen hij de keuken binnen kwam.
Ik weet niet zeker of dat klopt, aangezien ik al heel lang geen kippensoep meer geroken heb. Wat ik wel zeker weet, is dat deze dahl geweldig smaakt.
En deze dahl bevat meer versterkende en genezende ingrediënten dan de meeste kippensoepjes!

*Deze voedende en verwarmende dahl bevat ontstekingsremmende en immuunsysteem versterkende specerijen, zoals kurkuma en gember, is licht verteerbaar door de kombu en appelazijn en krijgt een extra genezende kick van de miso en umeboshi pasta – wat een natuurlijk antibioticum is.*

*Als je weinig tijd hebt, hoef je de linzen niet te weken. Weken maakt ze echter wel beter verteerbaar, vandaar dat ik het hier aanraad.*

4 cups gele linzen

3 stukken kombu

scheutje appelazijn

2 - 5 tsp kurkuma (vers of poeder)

2 - 5 tsp gember (vers of poeder)

1 - 5 tsp gemalen zwarte peper

1 - 3 tsp kardemom poeder

1 - 3 tsp komijn poeder

1 - 3 tsp koriander poeder

1 - 2 tsp kaneel poeder

2 - 4 tbs miso pasta (ik heb Genmai Miso gebruikt)

1 tbs umeboshi pasta

Was de linzen. Week ze minstens vijf uur, met de kombu, een scheutje appelazijn en veel water.

Giet de linzen en kombu af en spoel ze tot het water helder is. Doe ze in een grote pan met genoeg water om alle linzen en kombu te bedekken. Je kunt meer water toevoegen als je je dahl wat dunner wilt.
Breng aan de kook en laat pruttelen tot de linzen en stukken kombu zacht zijn. Voeg de specerijen toe in de hoeveelheid die jij lekker vindt (proef dus!).
Draai het vuur uit. Voeg de miso en umeboshi pasta toe. Gebruik een staafmixer om de dahl te pureren.
Serveer en geniet.

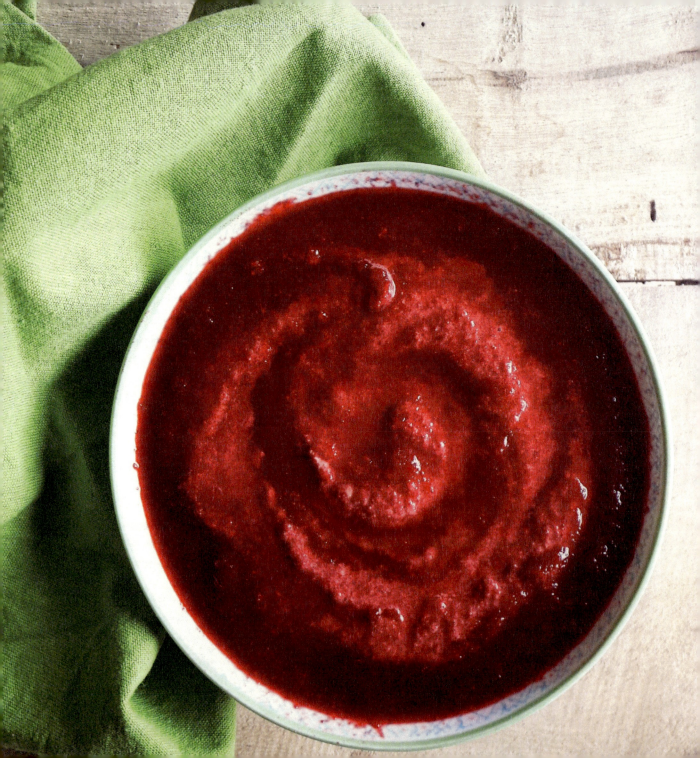

# rode bietjessoep met pistache basilicum room

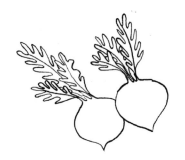

*De kleur van deze soep is intens – een prachtig dieprood. De smaak is misschien nog wel beter: aards, zoet, hartig, romig... het zit er allemaal in.*
*Het recept voor de pistache basilicum room vind je onder de basisrecepten in dit boek.*

2 kleine tot medium uien

2 - 4 knoflooktenen

1 tbs kokosolie

9 medium rode bietjes

8 cups water

½ tbs Keltisch zeezout

Snijd de geschilde uien en de knoflook grof. Verwarm de kokosolie in een soeppan. Voeg de uien en knoflook toe en bak ze ongeveer een minuut. Schil en snijd ondertussen de rode bietjes in stukken. Voeg deze toe aan de uien en knoflook.

Voeg water en zout toe. Breng aan de kook, draai het vuur laag en laat pruttelen tot de bietjes zacht zijn (ongeveer twintig minuten).

Gebruik een staafmixer om de soep te pureren.

Serveer in twee tot vier kommen, met een schepje pistache basilicum room erop.

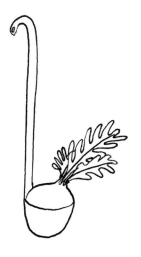

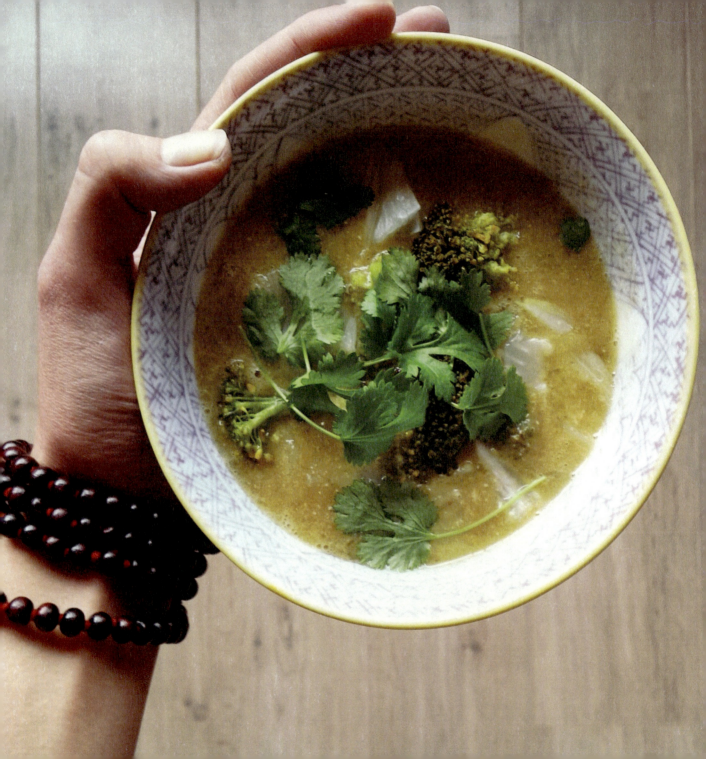

# linzen amarant soep

*Amarant is een eeuwenoude graansoort en zorgt in dit heerlijke soepje voor een diepe, volle smaak. Ook maakt het deze soep romig en erg gezond.*
*De venkel helpt je wanneer je het een beetje koud hebt of als je buik wat extra liefde kan gebruiken.*

2 cups rode linzen

¼ cup amarant

6 - 8 cups water
(hangt er van af hoe dik je de soep wilt hebben)

2 stengels kombu

½ tbs Keltisch zeezout

2 venkelknollen

1 grote broccoli

Breng het water aan de kook. Was de linzen en doe ze in het water. Voeg de kombu toe en laat vijf minuten pruttelen. Voeg nu de amarant en het zout toe. Laat pruttelen tot de amarant en linzen zacht zijn.

Stoom in de tussentijd de venkel en broccoli.

Als de linzen en amarant zacht zijn, pureer je de soep met een staafmixer.
Voeg zout, peper en komijn naar smaak toe.
Roer de gestoomde groenten door de soep.

Giet de soep in kommen. Garneer met vers geperst citroensap, een scheutje tamari en wat verse koriander.

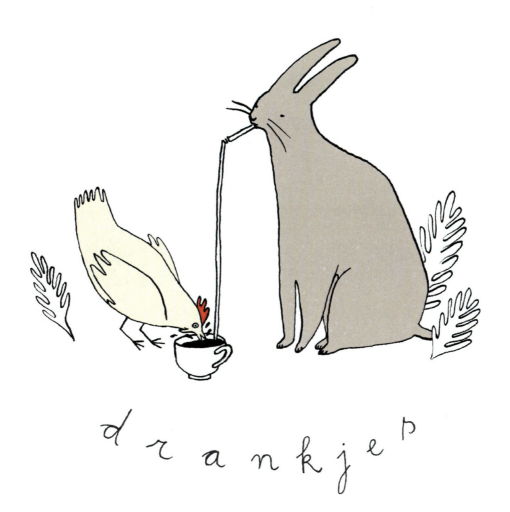

# romig wortelsapje

*Ik ben dol op dit zonnige, romige en vullende sapje, vooral op regenachtige, grauwe dagen. Het is een perfecte snack, maar is ook heerlijk als licht ontbijt.*

5 grote wortelen

1 peer

verse gember (naar smaak, ik gebruik ongeveer 2 cm)

2 – 2 ½ cups homemade notenmelk (amandelmelk smaakt super!)

een snufje nootmuskaat

een snufje kaneel

een snufje vanille

Slowjuice de wortelen, peer en gember. Meng de notenmelk en de kruiden door het sapje.

Giet het romige wortelsapje in vier grote glazen. Geniet er van!

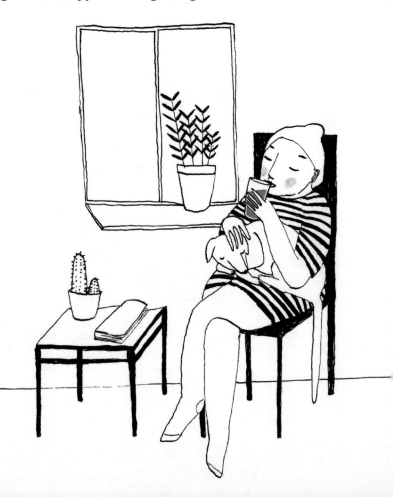

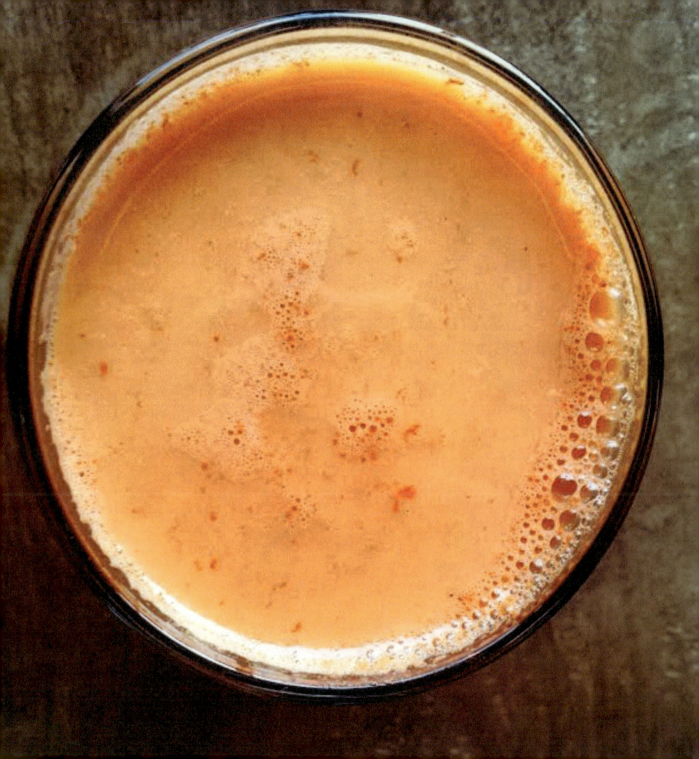

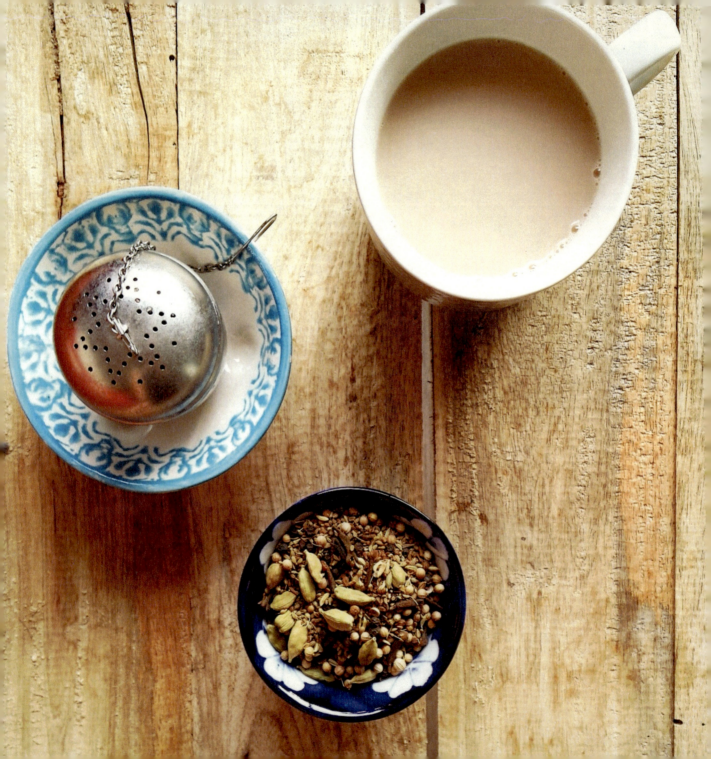

# chai

*Een romige en verwarmende drank om iedere dag van het jaar van te genieten.*

### Chai spice mix

⅓ cup kaneel stukjes (je kunt in plaats daarvan ook 5 kaneelstokjes gebruiken)

¼ cup kardemomzaad

¼ cup anijszaad

¼ cup korianderzaad

2 tbs zwarte peperkorrels

1 ½ tbs kruidnagels

1 tbs venkelzaad

### To make chai

2 cups water

1 tbs chai kruiden mix

1 – 3 cm verse gember

½ cup homemade notenmelk (gezeefde amandel- of hazelnootmelk smaakt het beste)

Van de chai kruiden mix kun je extra maken, om weg te geven. Het is een mooi cadeau voor verjaardagen of feestdagen. Doe het in een mooie pot, maak een leuk label en geef het aan iemand waar je van houdt.

Om chai voor jezelf of iemand anders te maken, moet je eerst de chai kruiden mix maken.

Combineer alle kruiden in een pot.

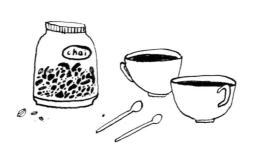
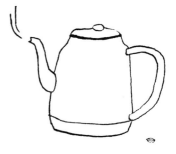

Om de chai te maken, breng je 2 cups water aan de kook. Doe nu de chai kruiden mix en gember in een thee-ei. Doe het thee-ei in het kokende water.
Draai het vuur laag en laat tien minuten zachtjes pruttelen. Tegen het einde van de tien minuten voeg je de homemade notenmelk toe en wacht je tot de notenmelk warm is.
Verwijder het thee-ei (voorzichtig, het zal heet zijn). Giet de chai in een mok.

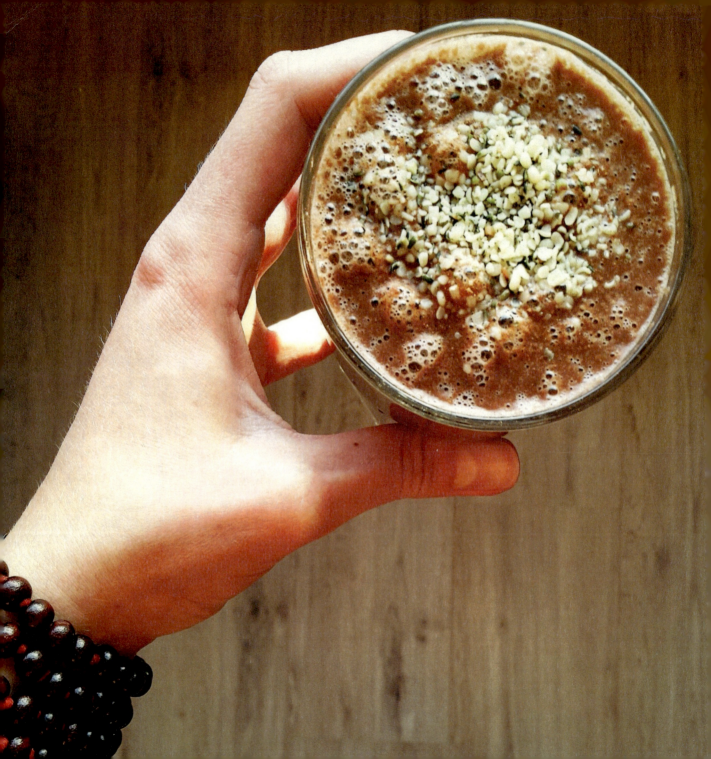

# perfecte peren shake

*Er zijn soms van die dagen waarop je gewoon iets chocoladerigs nodig hebt, toch? Deze shake vervult die behoefte op een gezonde en heerlijke manier.*

2 grote en erg rijpe peren

1 tbs raw cacao poeder

1 tsp carob poeder

1 tsp maca poeder

¼ tsp kaneel

1 cup rijstmelk

½ cup zelfgemaakte notenmelk (hazelnootmelk smaakt geweldig!)

Verwijder de pitjes uit de peren. Doe alle poeders in een blender of grote kan (als je een staafmixer gebruikt). Voeg de peren toe. Voeg de rijstmelk en zelfgemaakte notenmelk toe.
Meng tot een romig geheel. Serveer in drie grote glazen, met een beetje kaneel en hennepzaadjes er op gestrooid.

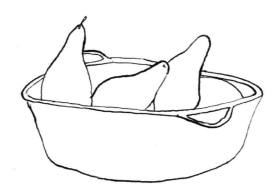

# groene sinaasappel smoothie

*Romig, zacht en mooi. Geluk in een glas.*

4 sinaasappels

3 cm verse gember

2 bananen

1 tbs lucuma

2 - 3 grote handen vol veldsla

Schil de sinaasappels, gember en bananen. Doe de geschilde sinaasappels, gember en bananen in een grote blender, of in een kan, als je een staafmixer gebruikt.
Voeg de lucuma toe. Was de veldsla en voeg ook deze toe. Meng tot een gladde smoothie. Deel met iemand van wie je houdt.

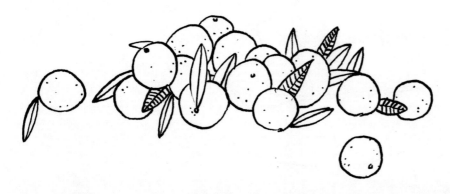

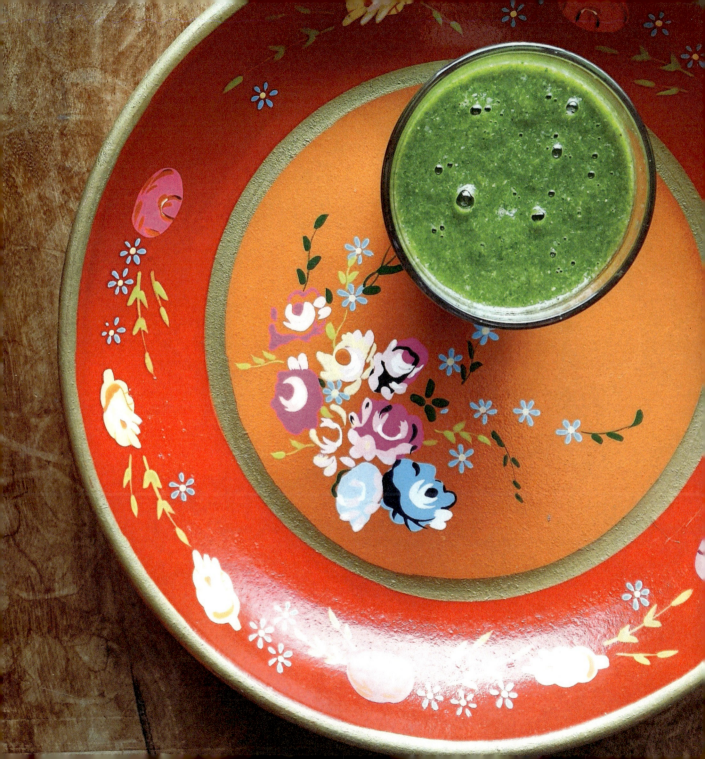

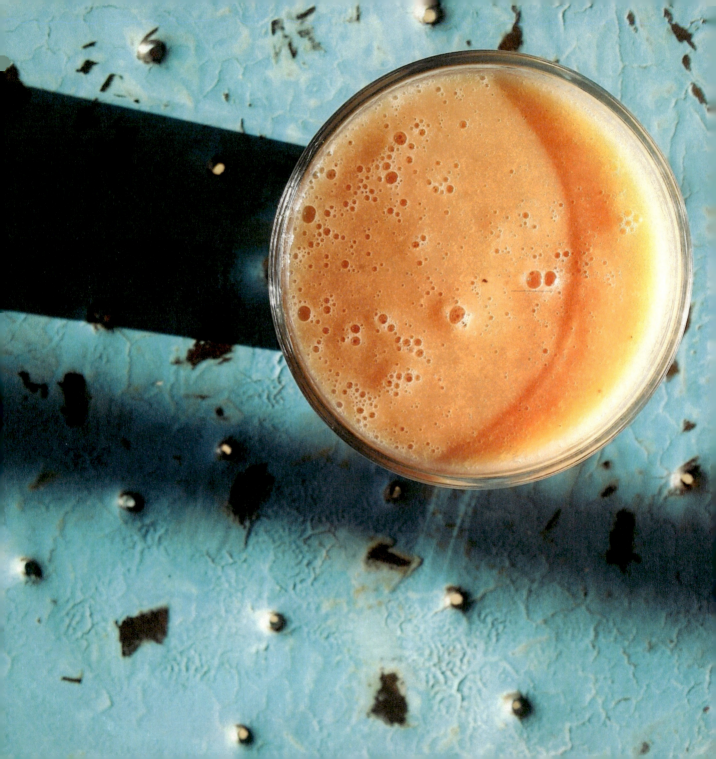

# roze smoothie

*Dit is misschien wel mijn favoriete smoothie (nou ja, in ieder geval op dit moment) – zowel qua smaak als qua kleur.*

| | |
|---|---|
| 2 bananen | Schil de bananen en de grapefruit. Doe het fruit met de overige ingrediënten in een blender of in een kan – als je een staafmixer gebruikt. |
| 1 grapefruit | |
| 1 tsp maca | Meng tot een glad en romig drankje. Giet in twee grote of vier kleine glazen. |
| 1 tsp lucuma | |
| ¼ cup rijstmelk | |

# zachte groene smoothie

*Voor iedereen die bang is voor groene smoothies: deze is voor jou! Een zachte, heerlijke smoothie. Perfect voor beginners, maar net zo lekker voor gevorderden.*

*Kinderen vinden deze smoothie ook super, dus als jouw kind weigert groenten te eten, serveer deze smoothie. Met een glimlach. Dat helpt altijd.*

4 rijpe perziken

3 grote handen vol veldsla

¼ tsp vanille

¼ tsp kaneel

1 cup rijstmelk

1 cup zelfgemaakte hazelnootmelk

Doe alle ingrediënten in een blender en meng tot een romige smoothie. Je kunt ook je staafmixer gebruiken, dat werkt net zo goed.
Schenk de smoothie in vier grote glazen en geniet er van!

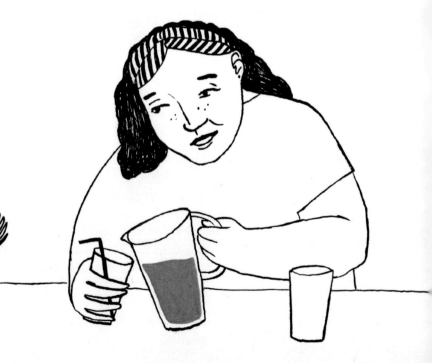

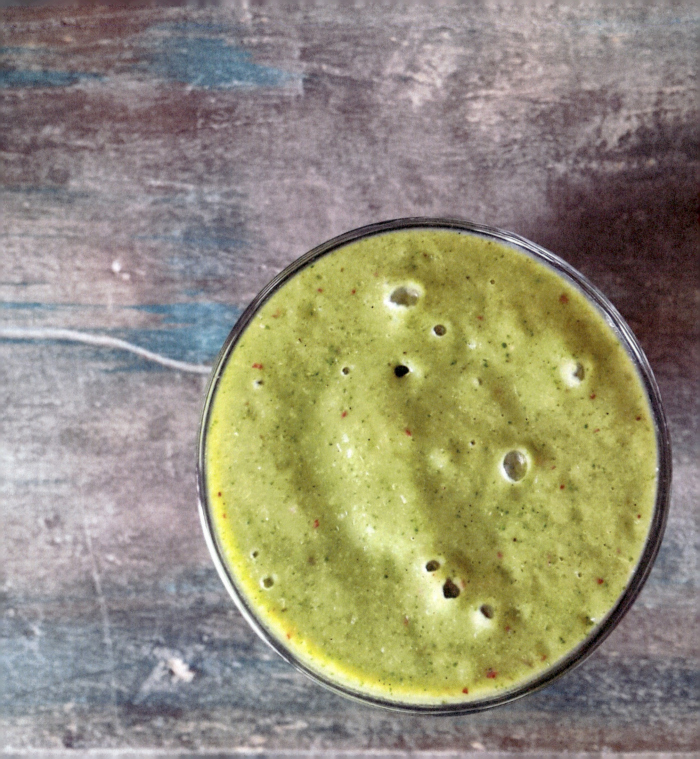

## zuiverend sapje

Dit frisse sapje zit vol ingrediënten die je lichaam helpen te ontgiften. Perfect als onderdeel van een detox kuur, maar ook gewoon lekker als licht tussendoortje of (onderdeel van je) ontbijt.

4 appels
1 stronk bleekselderij
1 komkommer
½ citroen
5 cm gember

Snijd alle ingrediënten in kleinere stukjes, vooral de bleekselderij. Je hoeft de citroen niet te schillen. Juice alle ingrediënten in een (slow)juicer.
Giet het zuiverende sapje in vier grote glazen en drink met aandacht.

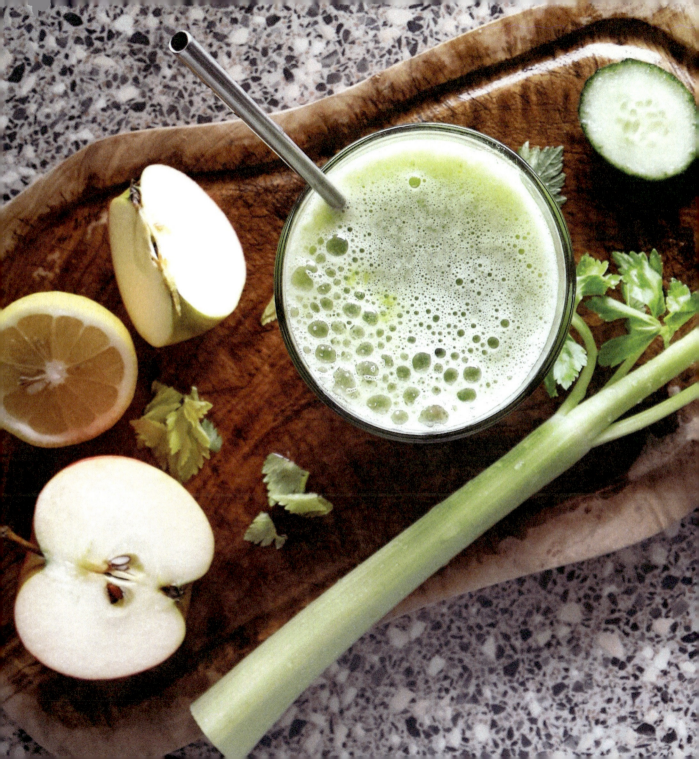

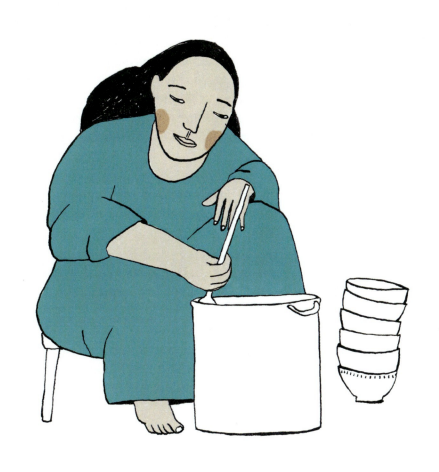

HARTIGE MAALTIJDEN

# MAGISCHE MACROBOWL

*Toen ik vorige winter door Florida trok, had ik voortdurend zin in lichte, rauwe gerechten. De zon, zee, het strand en palmbomen deden me verlangen naar smoothies, massa's vers fruit en andere rauwe heerlijkheden. Vanaf de dag dat ik weer in Nederland arriveerde sloeg dat verlangen echter om naar warme en stevige voeding.*
*Ik vind het geweldig dat mijn lichaam zo duidelijk laat weten waar ze behoefte aan heeft! Die weken heb ik dus vooral soepjes, peermuffins, havermoutpap en allerlei varianten van 'mijn' macrobowl gegeten.*

*Dit is het basis recept. Misschien wil je er zelf nog wat mee spelen (ik wel) en andere groenten, granen of peulvruchten gebruiken. Of voeg wat verse rode peper en gember toe, voor extra warmte.*

1 cup bruine rijst

1 cup bruine linzen

appelazijn

4 ½ cup water

stengel kombu

1 middelgrote broccoli

2 kleine venkelknollen

1 avocado

2 tbs tamari

2 tbs lijnzaadolie

sap van 1 citroen

gomasio

Was de rijst en de linzen. Doe ze met ruim voldoende water in een kom of pan en voeg een scheutje appelazijn toe. Laat minstens 12 uur weken.

Spoel ze af en doe ze in een pan met 4 ½ cup water en een stengel kombu. Kook tot de linzen en de rijst zacht zijn. Ze moeten bijna uit elkaar vallen. Als je meer water moet toevoegen doe je dat.
Snijd in de tussentijd de venkel en broccoli.

Doe de groenten in een stoommandje (om eerlijk te zijn heb ik die niet. Ik stoom mijn groenten in mijn roestvrijstalen vergiet) en stoom totdat de groenten zacht zijn.

Verdeel de rijst, linzen en groenten over twee tot vier kommen. Snijd de avocado en verdeel deze over de macrobowls. Gebruik meer avocado als je dat lekker vindt.
Breng op smaak met tamari, lijnzaadolie, citroensap en strooi vervolgens wat gomasio over de macrobowls. Serveer en geniet!

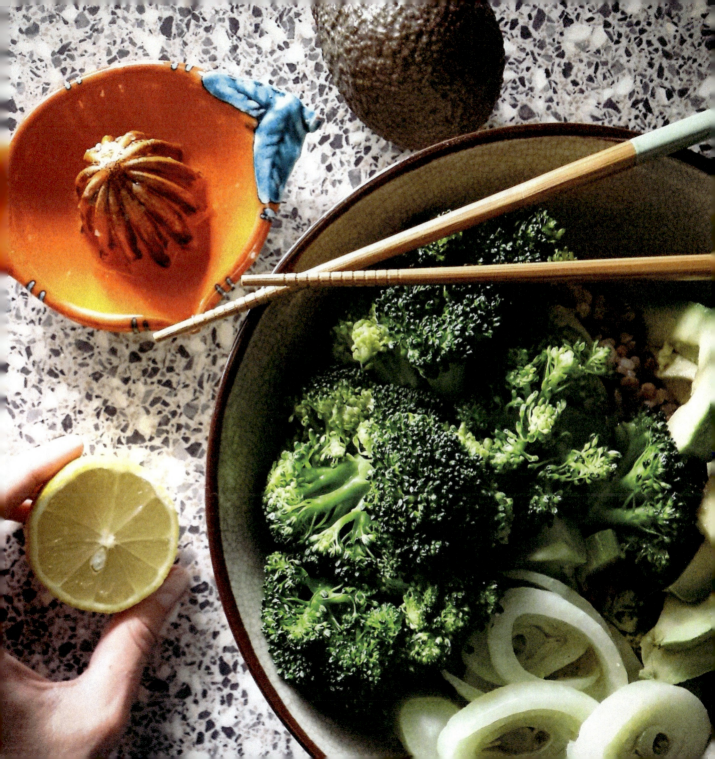

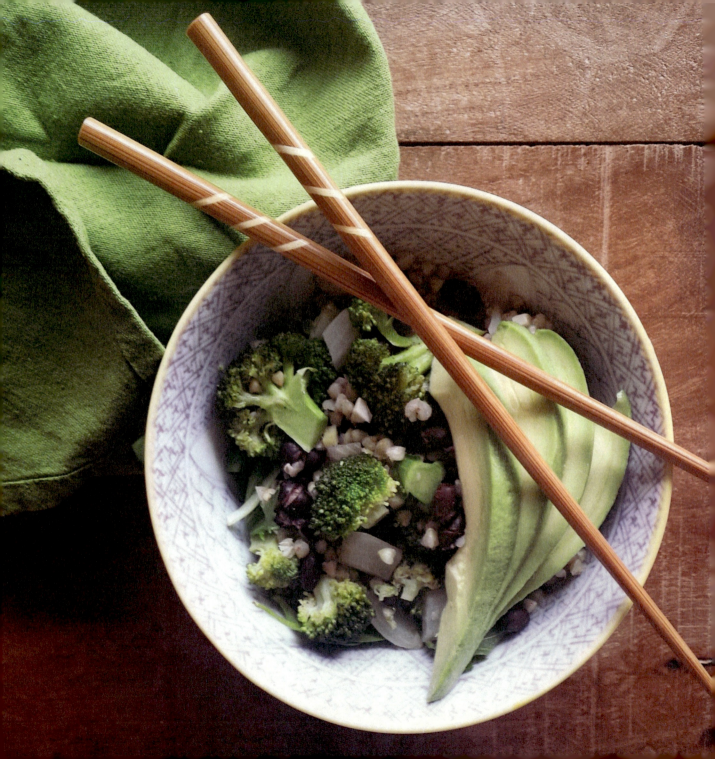

# BOEKWEIT, ZWARTE BONEN & GROENE GROENTEN

*Boekweit is een super-zaadje dat zowel rauw als gekookt gegeten kan worden. Het bevat veel vitamine B en magnesium en kan helpen bij depressies, hoofdpijn en menstruatiepijn.*

*Gecombineerd met zwarte bonen, groene groenten en avocado geeft het je de voeding en verzorging die je nodig hebt, vooral op dagen waarop je wel wat extra comfort en warmte kan gebruiken.*

1 cup boekweit

water

appelazijn

1 tbs kokosolie

3 - 5 tenen knoflook

1 kleine venkel

1 medium broccoli

de geweekte boekweit

1 ½ cups gekookte zwarte bonen

2 ½ cups water

verse gember, ongeveer 1 - 2 cm

zout en peper

2 volle handen sla

1 avocado

Week de boekweit minstens acht uur in ruim water met een scheutje appelazijn.
Giet af, spoel de boekweit en zet aan de kant terwijl je de overige ingrediënten verzamelt.

Verwarm de kokosolie in een pan. Hak ondertussen de knoflook fijn. Doe dit in de pan en roer tot de knoflook goudbruin begint te worden.
Snijd de venkel en broccoli en doe ze in de pan. Schep de boekweit en zwarte bonen in de pan.
Voeg nu het water en de fijngesneden verse gember toe. Breng aan de kook, draai het vuur laag en laat sudderen tot alle groenten en de boekweit zacht zijn.
Verdeel de gewassen sla over twee tot vier kommen. Schep hier het boekweit mengsel overheen en garneer met plakken avocado.

hartige maaltijden

# POLENTA RONDJES

*Deze polenta rondjes zijn een perfecte basis voor een heerlijke en glutenvrije pizza, maar ze zijn net zo lekker als je ze simpel houdt – serveer ze dan met wat groene blaadjes. Of serveer ze met de geweldige zoete aardappel & pompoen frietjes die je in dit boek kunt vinden. Yum!*

1 cup polenta

3 cups water

¼ tsp Keltisch zeezout

2 cups maïskorrels

olijfolie

Roer de polenta door het water. Voeg het zout en de maïskorrels toe. Breng aan de kook. Draai het vuur laag en laat pruttelen terwijl je voortdurend blijft roeren (ik deed dat met een vork en dat werkt perfect).
Zodra de polenta in een dikke pap is veranderd, draai je het vuur uit. Bestrijk een grote ovenschaal met olijfolie. Giet de polenta in de ovenschaal en verspreid het mengsel over de hele schaal. Laat minstens twee uur opstijven.
Snijd de polenta in rondjes of driehoekjes. Plaats deze op een bakplaat. Bestrijk de bovenkant van de rondjes of driehoekjes met olijfolie.
Bak ze dertig minuten in een voorverwarmde oven op 190 graden Celsius.
Serveer met gestoomde groenten, avocado en tomaten, of gebruik als pizzabasis.

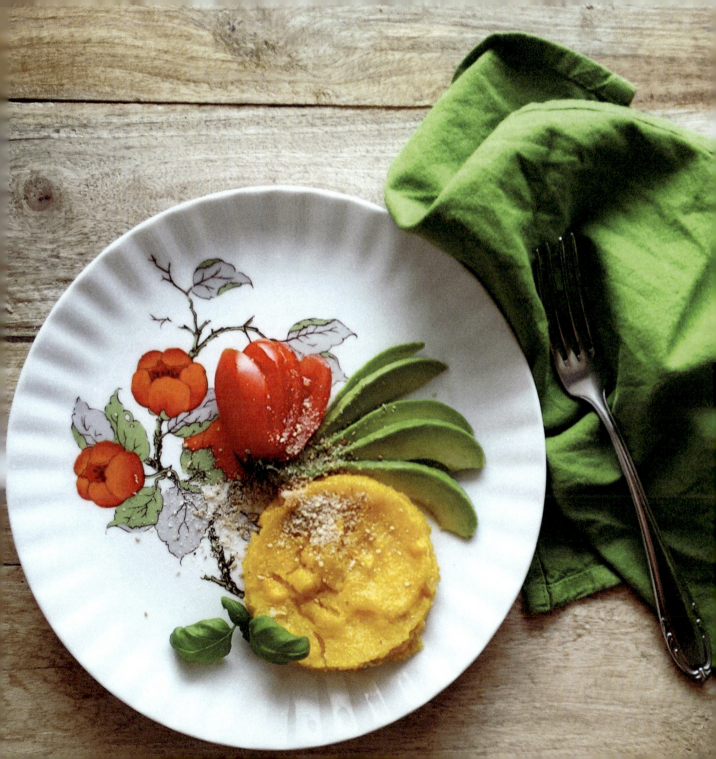

# RODE BIETJES, RODE QUINOA

*Een stevig, aards, zalig gerecht voor wie van puur en mooi eten houdt.*

1 cup rode quinoa

water

appelazijn

Week de quinoa minstens zes uur in ruim voldoende water met daarin een scheutje appelazijn.
Giet de quinoa af, spoel af en zet opzij.

1 tbs kokosolie

3 – 5 knoflooktenen

3 medium bieten

de geweekte quinoa

1 tsp rode pepervlokken

Keltisch zeezout

3 cups water

½ tbs genmai su

2 volle handen groene blaadjes (spinazie, bijvoorbeeld)

verse basilicum

ongebrande en ongezouten pistachenootjes, zonder schil

Verwarm de kokosolie in een pan. Pel en snijd ondertussen de knoflook en de bietjes. Doe ze in de pan en roerbak tot de knoflook heerlijk begint te ruiken en goudbruin wordt.
Voeg de quinoa, rode pepervlokken en zout naar smaak toe. Giet het water erbij. Breng aan de kook, draai het vuur laag en laat pruttelen tot de quinoa en bietjes gaar zijn (ongeveer 15 – 25 minuten). Als het nodig is, voeg je meer water toe.
Roer de genmai su door de bietenquinoa.
Was de groene blaadjes en scheur ze in kleinere stukken. Verdeel ze over twee tot vier kommen. Schep de bietenquinoa op de groene blaadjes.
Garneer met verse basilicum en pistachenootjes.

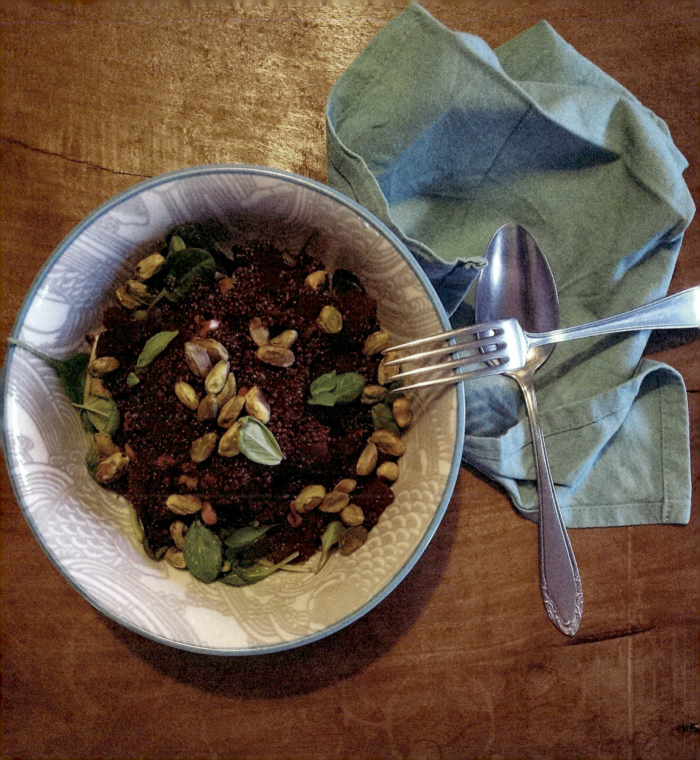

# ZWARTE RIJSTNOEDELS MET BROCCOLI, KIKKEREWRTEN EN TAHIN SAUS

*Dit gerecht is mooi. Ik houd van de combinatie van de kleuren in m'n kom: het diepe, donkere zwart van de rijstnoedels, het frisse, levendige groen van de broccoli en het romige, zachte licht goudbruin van de tahin en kikkererwten.*
*Gelukkig is dit gerecht niet alleen heel mooi, maar ook heel lekker. Het recept voor de tahin saus vind je onder 'basis' in dit boek.*

zwarte rijstnoedels voor één persoon

1 kleine – medium broccoli

1 cup gekookte kikkererwten

½ cup tahin saus

Breng het water aan de kook. Voeg de zwarte rijstnoedels toe en kook tot ze gaar zijn.

Snijd ondertussen de broccoli in kleinere stukjes. Doe de stukjes in een stoommandje en stoom ze tot ze gaar zijn. Voeg de kikkererwten toe om ze op te warmen als ze afgekoeld zijn.

Giet de zwarte rijstnoedels af en doe ze in een grote kom. Voeg de gestoomde broccoli en de warme kikkererwten toe. Giet de tahin saus erover en geniet!

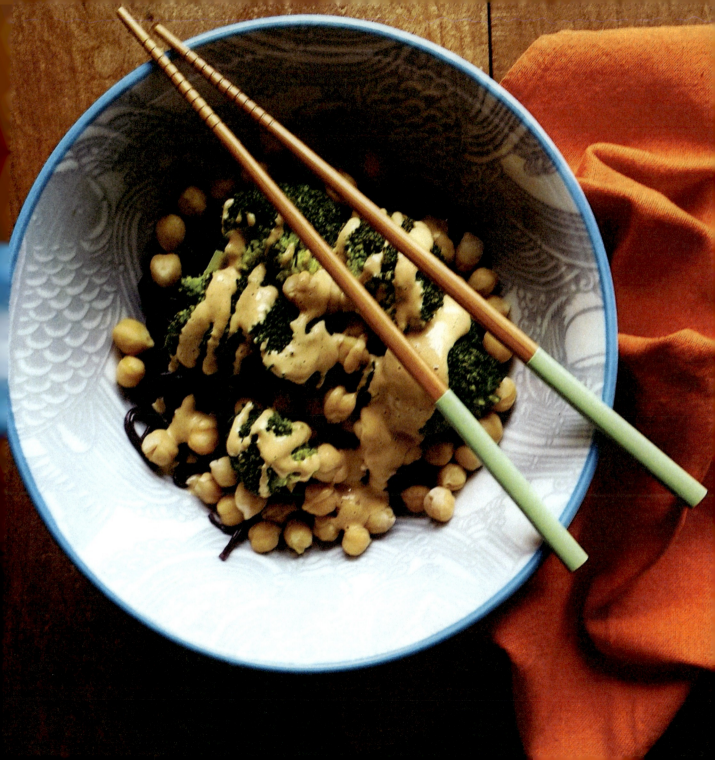

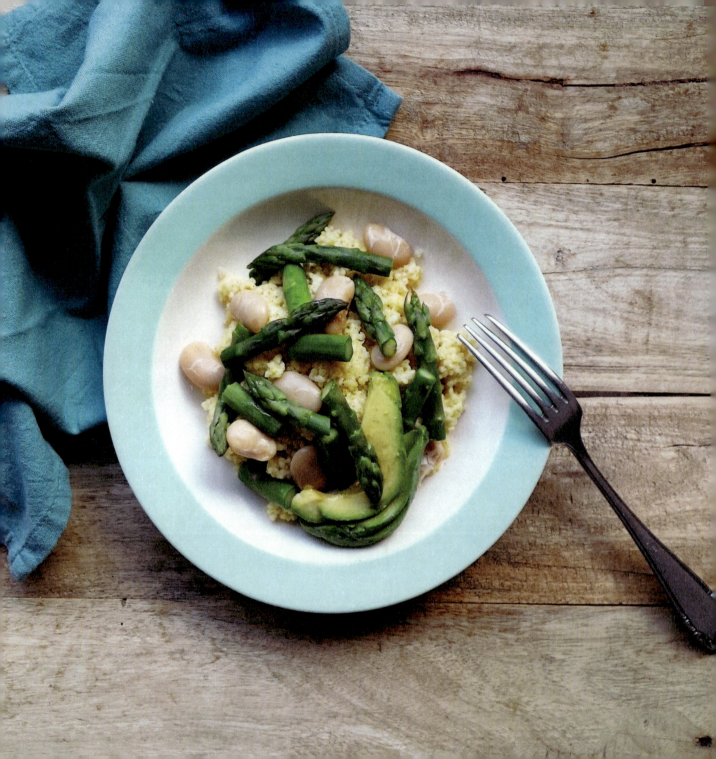

# ASPERGES, GIERST & BONEN

*Ik verlang ieder jaar weer naar het moment waarop de eerste asperges te koop zijn. Zodra ik ze op de biologische markt kan vinden, maak ik dit gerecht. Het is licht en vrolijk, precies zoals de eerste zonnestralen op je huid voelen, na een lange, donkere winter.*

1 cup gierst

water

appelazijn

20 groene asperges

de geweekte gierst

1 ¾ cup water

¼ tbs Keltisch zeezout

1 ½ cup gekookte boterbonen

1 avocado

sap van 1 citroen

2 tbs lijnzaadolie

tamari

zwarte peper

Week de gierst in ruim voldoende water en een scheutje appelzijn gedurende minstens acht uur.
Giet de gierst af en zet aan de kant terwijl je de overige ingrediënten verzamelt.

Snijd de asperges in kleine stukjes. Doe ze in een stoommandje en stoom ze tot ze gaar zijn. Ik vind ze zelf het lekkerst als ze niet helemaal zacht zijn, maar nog een 'bite' hebben. Check de asperges regelmatig om uit te vinden hoe jij ze het lekkerst vindt. Kook ondertussen de gierst in het water tot de gierst gaar is.
Verdeel de gierst over twee tot vier borden. Schep hier de warme boterbonen en de asperges overheen.
Snijd de avocado en verdeel over de borden. Schenk het citroensap, de lijnzaadolie en een klein beetje tamari over de asperges, gierst & bonen. Garneer met versgemalen zwarte peper.

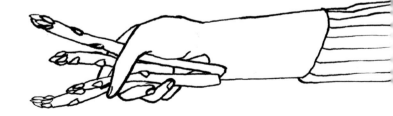

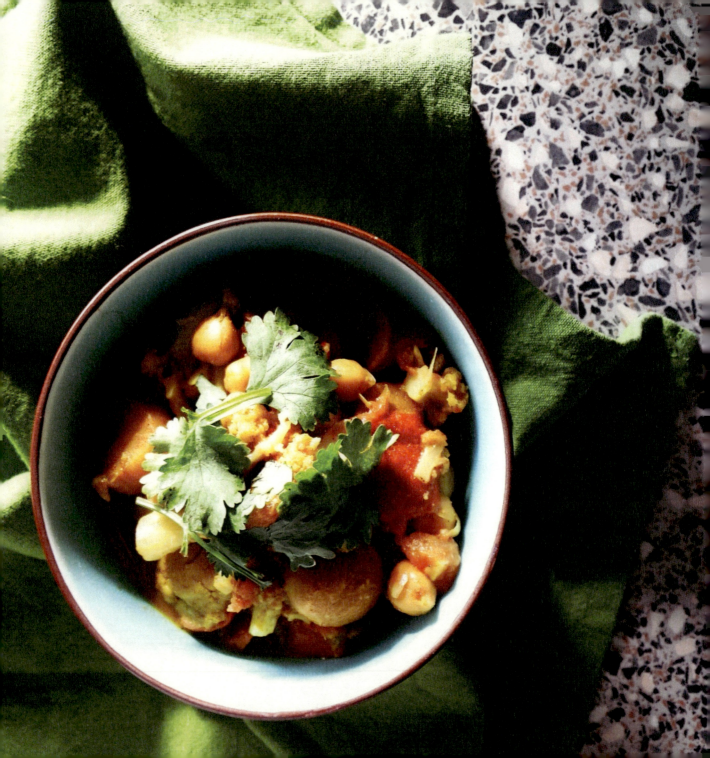

# KASTANJE & KIKKEREWRT CURRY

1 tbs kokosolie

1 rode peper

5 teentjes knoflook

1 medium bloemkool

3 cups gare (geroosterde, gepofte of gekookte) kastanjes

1 ½ cup gekookte kikkererwten

5 tomaten

1 stuk laos (ongeveer 7 cm)

1 stengel citroengras

½ tbs kurkuma

½ tbs komijn

1 tsp gember

½ tsp kardemom

¼ tsp kaneel

1 ½ cup kokosroom

1 - 2 cups water

Keltisch zeezout naar smaak

verse koriander

*Deze aardse en aardende curry is het lekkerst in de herfst, na een lange boswandeling waarbij de wind er bijna met je sjaal vandoor ging en je met een tas vol verse kastanjes thuis kwam.*
*Hij is echter ook heerlijk op de meeste andere dagen van het jaar. Je kunt zonder problemen kastanjes uit de diepvries of een pot gebruiken, als je geen verse kunt krijgen.*

Verwarm de kokosolie in een grote pan of wok. Snijd de rode peper en de knoflookteentjes fijn en doe in de pan. Roer tot de knoflook goudbruin begint te kleuren.
Voeg de in stukken gesneden bloemkool toe en meng met de knoflook en rode peper. Voeg nu de kastanjes, kikkererwten en gesneden tomaten toe. Voeg de ongesneden laos en het citroengras toe. Meng de rest van de kruiden hier doorheen.
Giet de kokosroom en het water in de pan. Begin met de kleinste hoeveelheid water en voeg alleen meer toe als dat nodig is. Breng de curry aan de kook, draai het vuur laag en laat sudderen tot de bloemkool gaar is.
Voeg naar smaak zout toe. Verwijder de laos en het citroengras uit de curry.
Serveer met rijst, bruine rijstnoedels, quinoa of boekweit. Garneer met een flinke hoeveelheid verse koriander.

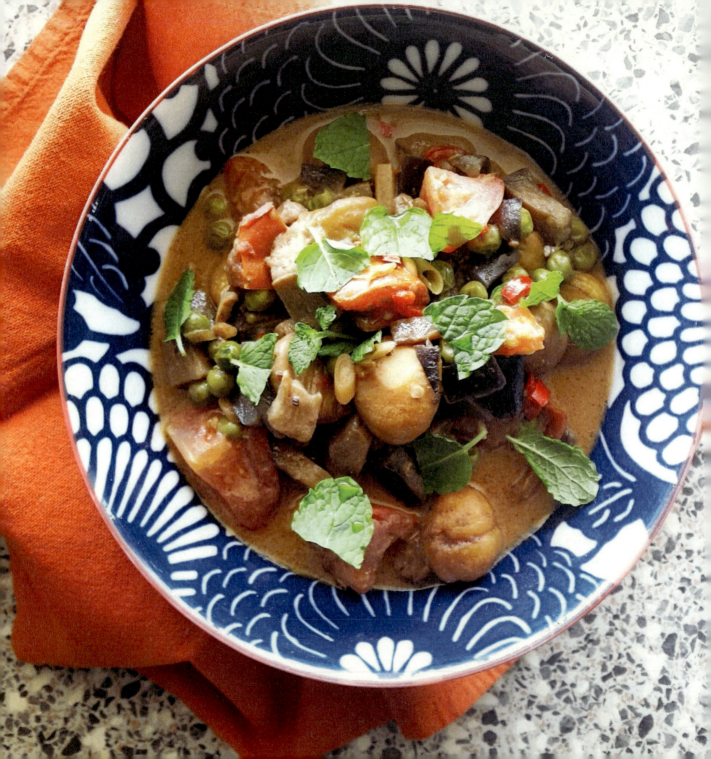

# KASTANJES, AUBERGINE & EWRTJES

*Deze verwarmende en voedende maaltijd is heel makkelijk en snel te bereiden en smaakt geweldig. En hij ruikt ook nog eens heerlijk! Maak deze maaltijd in de lente, het seizoen van frisse, knapperige, verse erwtjes. Vers zijn ze zo veel lekkerder dan uit de diepvries. Ook wanneer je 'm niet met verse erwtjes kunt of wilt maken, is dit een heerlijke maaltijd. In de herfst kun je deze maaltijd met verse kastanjes maken, mmm!*

- 1 tbs kokosolie
- 1 grote aubergine
- 3 tomaten
- 1 rode peper
- 1 tbs tamari
- 2 stengels citroengras
- 1 stuk laos, ongeveer 5 cm
- 1 cup doperwtjes
- 1 cup gare kastanjes (gepoft, geroosterd of gekookt)
- 1 ½ cup kokosroom
- 1 tsp komijn
- 1 tsp koriander
- ¼ tsp kaneel
- ¼ tsp nootmuskaat
- verse munt

Verwarm de kokosolie in een pan. Snijd de aubergine in kleine stukjes en doe deze in de pan. Laat sudderen terwijl je blijft roeren, tot de aubergine lichtbruin begint te worden.

Snijd de tomaten en de rode peper in kleinere stukken en doe bij de aubergine in de pan. Voeg de tamari, het citroengras en de laos toe. Roer tot de tamari alle stukjes aubergine aangeraakt heeft.

Voeg de doperwtjes, kastanjes, kokosroom en kruiden toe. Laat op een laag vuur pruttelen, tot de aubergine zacht is. Verwijder het citroengras en de laos.

Serveer met verse munt.

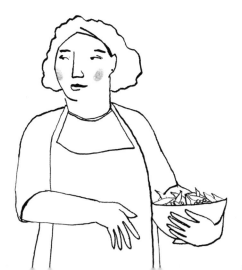

hartige maaltijden

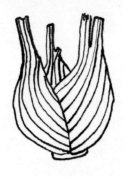

# VENKEL COURGETTE WRAPS

*Deze heerlijke en makkelijke wraps zijn perfect als licht diner of als een iets steviger lunch.*
*Combineer met soep en salade voor een echt stevige maaltijd.*

1 medium venkel

1 courgette

1 avocado

½ cup gistvlokken

¼ tsp Keltisch zeezout

2 handen vol rucola

2 vellen nori

2 vellen rijstpapier

Snijd de venkel en de courgette in kleinere stukken. Doe ze gezamenlijk in een stoommandje en stoom ze tot ze gaar zijn. Laat ze afkoelen voor je verder gaat.
Als de groenten afgekoeld zijn, doe je ze in een food processor of blender. Voeg de avocado, gistvlokken en het zout toe. Meng tot er een glad en romig geheel ontstaat.
Verdeel de venkel-courgette spread over de vellen nori en rijstpapier. Doe hier de rucola bovenop. Vouw de vellen nori en rijstpapier op.
It's a wrap!

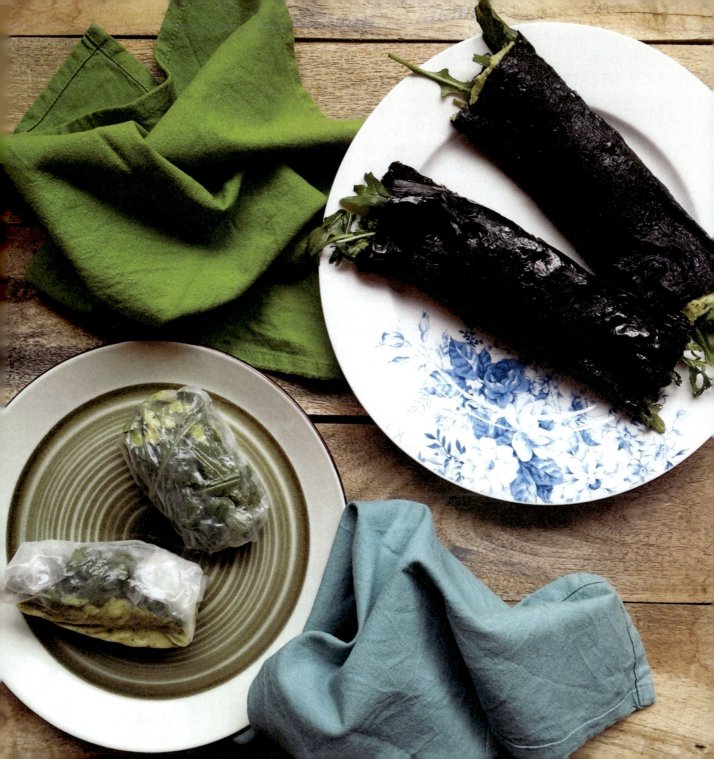

# Aubergine met tomaten, rijst & du Puy linzen

*Dit recept doet me denken aan de tijden dat ik les gaf in Marokko. Op de markt kun je daar de heerlijkste tomaten en prachtige aubergines kopen, die, als je ze zachtjes, met geduld en liefde gaar laat worden, zelfs een beetje zoetig smaken. Heerlijk!*

*Deze stevige maaltijd is heel simpel, met pure ingrediënten die de smaak van de aubergine en de tomaten omarmen en beter doen uitkomen.*

½ cup bruine rijst

½ cup du puy linzen

water

appelazijn

Laat de rijst en de linzen samen in ruim voldoende water en een scheutje appelazijn weken, gedurende tenminste twaalf uur.
Giet het water af, spoel de rijst en linzen en zet ze apart terwijl je de overige ingrediënten verzamelt.

2 ½ cups water

de geweekte rijst en linzen

1 tsp miso

1 tbs kokosolie

1 aubergine

1 ui

3 - 5 teentjes knoflook

1 tbs tamari

9 tomaten

verse basilicum

Doe de rijst met de linzen en het water in een pan en breng aan de kook. Draai het vuur lager en laat pruttelen tot de rijst en de linzen gaar zijn. Roer nu de miso door de rijst en linzen.
Terwijl de rijst en linzen staan te pruttelen, verwarm je de kokosolie in een pan. Snijd de aubergine, ui en knoflook. Bak deze gezamenlijk in de kokosolie, tot de aubergine lichtbruin begint te worden. Voeg de tamari toe.
Snijd de tomaten in grove stukken en doe ze bij de aubergine in de pan. Laat het mengsel pruttelen tot de aubergine zacht is en de tomaten uit elkaar beginnen te vallen.
Verdeel de rijst met de linzen en de aubergine met de tomaten over twee tot vier borden. Serveer met verse basilicum.

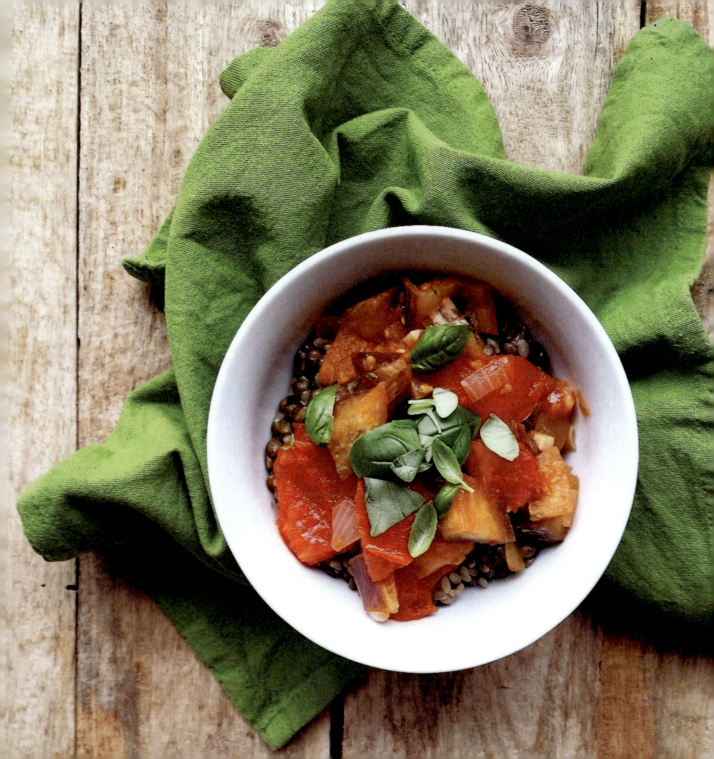

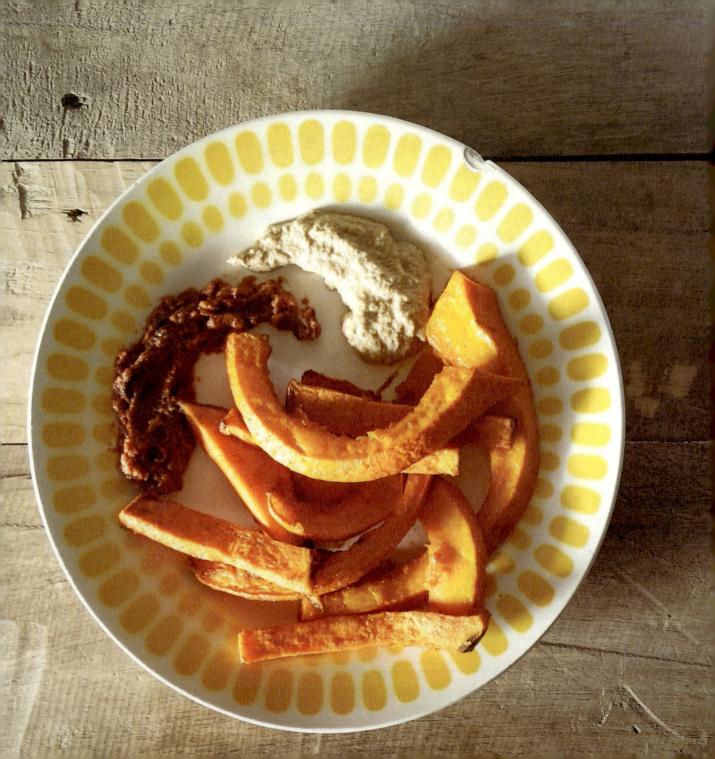

# ZOETE AARDAPPEL & POMPOEN FRIETJES

*Dit is één van die decadente gerechten waarvan je verwacht dat het op je 'guilty pleasure' lijstje hoort, terwijl deze frietjes eigenlijk heel goed voor je zijn. Dus, ga ervoor en geniet van deze fantastische frietjes!*

1 kleine pompoen

2 medium zoete aardappels

4 tbs olijfolie

1 tsp fijn zout (ik gebruikte Himalaya zout)

¼ tsp paprikapoeder

¼ tsp gemalen zwarte peper

Was de pompoen en verwijder de pitjes. Snijd in reepjes. Was de zoete aardappels en snijd ook deze in reepjes.
Doe de groenten in een grote kom of pan. Voeg alle overige ingrediënten toe en roer of schud tot alle reepjes bedekt zijn met olijfolie en kruiden.
Schep de groenten op een bakblik. Zet deze in een voorverwarmde oven en bak 35 minuten op 220 graden Celsius.
Serveer met zelfgemaakte ketchup en miso mayonaise.

# Bloemkool, courgette & tomaat tajine

...........................................

*'En, wat moet je nou met een tajine doen?' vroeg een vriendin die zo'n prachtige Marokkaanse aardewerken stoofpot gekregen had. Nou... dit!*

1 bloemkool

1 courgette

5 tomaten

1 Marokkaanse ingemaakte limoen (optioneel, maar yum)

½ tbs komijn poeder

½ tbs paprika poeder

¼ tbs gemalen zwarte peper

¼ tbs kurkuma poeder

¼ tbs gember poeder

1 tsp zout

1 tsp kaneel

1 tsp koriander poeder

2 tbs sesamolie

1/3 cup water

verse koriander

Was de bloemkool en verwijder de bladeren. Plaats de bloemkool in z'n geheel in het midden van je tajine. Snijd de courgette in kleine stukjes en rangschik deze om de bloemkool heen. Snijd de tomaten in schijfjes en leg ze om en op de bloemkool. Voeg de ingemaakte limoen toe, als je deze gebruikt.

Combineer alle kruiden, behalve de verse koriander, in een glas of kom. Roer de sesamolie erdoor. Voeg het water toe en roer het door de kruidenpasta. Als je groenten (vooral de tomaten) droog zijn, moet je een beetje water toevoegen. Giet het kruidenmengsel over de groenten.

Zet de tajine op het vuur en kook ongeveer een uur op een laag pitje, of tot de bloemkool zacht is.

Serveer met wat verse koriander die je over de groenten strooit. Een salade en wat quinoa ernaast maken een geweldig en uitgebreid diner van deze tajine – maar ook zonder iets erbij is 'ie heerlijk.

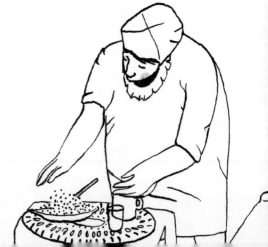

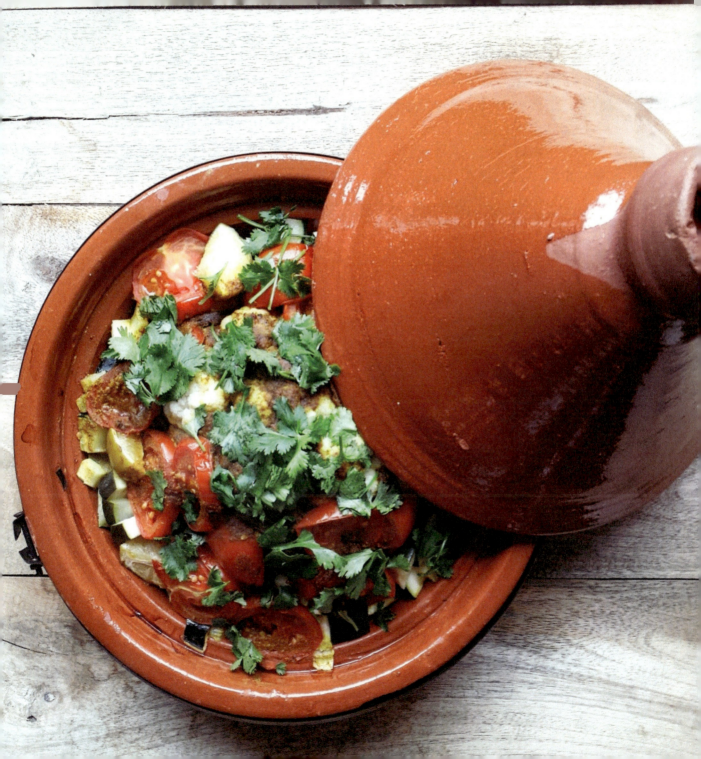

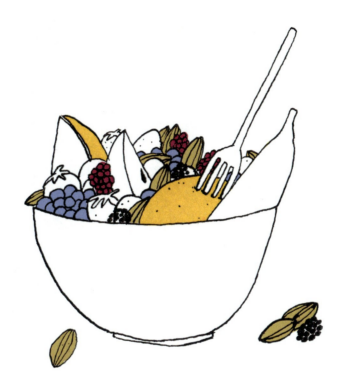

desserts

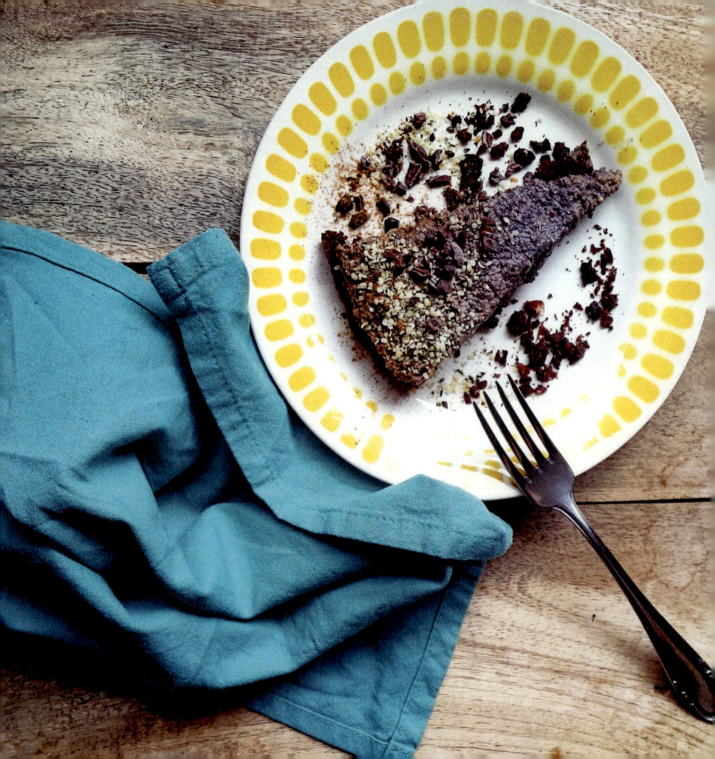

# rauwe chocolade kersen taart

*Het bedenken van het recept voor deze taart was een mooie uitdaging, aangezien ik een rauwe en suikervrije taart wilde maken. Maar... het is gelukt! De taart is zelfs nog lekkerder geworden dan ik gehoopt had.*
*Het is een heerlijke en gezonde versie geworden van de Duitse Schwarzwälder Kirschtorte. Wat overigens op mijn tiende mijn favoriete taart was.*

<u>maak de basis</u>

1 cup gedroogde kersen

2 cups ontpitte dadels

1 cup amandelmeel

2 tbs rauwe cacao

1 tsp vanille

snufje zeezout

Maal de kersen en de dadels in een grote food processor of een krachtige blender tot een kruimelige en plakkerige massa. Voeg amandelmeel, rauwe cacao, vanille en zeezout toe en meng met de plakkerige massa. Als het goed is, heb je nu een kleverig deeg. Als het niet kleverig is voeg je een scheutje water en wat meer dadels toe.

Duw het deeg in een taartvorm. Zet in de koelkast terwijl je de vulling maakt.

<u>maak de vulling</u>

3 cups rauwe ongebrande cashewnoten, minstens vier uur in water geweekt

4 cups ontpitte kersen

½ cup kokosolie

Spoel de cashewnoten af. Doe ze in een food processor of krachtige blender en meng tot ze romig en glad zijn.

Voeg de ontpitte kersen toe en meng tot een glad geheel. Smelt ondertussen de kokosolie au bain-marie. Zodra de kokosolie gesmolten is, voeg je het toe aan het kersen-cashew mengsel. Meng weer tot een glad en luchtig geheel. Giet over de basis.

Zet de chocolade kersen taart minstens drie uur in de koelkast of vriezer. Als je kersen erg vochtig waren, kun je de taart waarschijnlijk het beste een nachtje in de vriezer zetten.

Snijd in stukken en serveer met rauwe cacao nibs, verse kersen of kaneel.

# hazelnoot panna cotta met pruimen & vijgen compote

*Ik kan me de eerste keer dat ik panna cotta at nog goed herinneren. Ik was een jaar of twaalf en ik was met mijn ouders en zus in Italië. Heerlijk vond ik het!*
*Jaren heb ik geëxperimenteerd met mijn eigen versie op die eerste panna cotta. Ik maakte het met kokosroom, met veganistische yoghurt, met rijstmelk, met sinaasappelsaus, met frambozenjam... Dit vind ik de lekkerste. Een beetje herfsterig en fris.*

### de hazelnoot panna cotta

1 ½ cup gezeefde zelfgemaakte hazelnoot melk

1 ½ tsp agar agar poeder

¼ tsp vanille

Breng de hazelnoot melk in een klein pannetje aan de kook. Draai het vuur laag. Voeg het agar agar poeder en de gemalen vanille toe. Blijf met een vork roeren tot de agar agar helemaal opgelost is.
Giet de panna cotta in twee tot vier kleine kommetjes. Laat deze een uur opstijven in de koelkast.

### de pruimen & vijgen compote

3 verse pruimen

5 gedroogde vijgen

½ cup water

Snijd de pruimen en de vijgen in kleine stukjes. Doe ze in een pan met water. Breng aan de kook, draai het vuur laag en laat sudderen totdat de pruimen uit elkaar beginnen te vallen.
Gebruik een staafmixer om de compote te pureren.

Om te serveren:
Kies twee tot vier mooie borden. Zet deze ondersteboven op de kleine kommetjes. Draai deze combinatie om, verwijder de kommetjes en – tadaa! – de panna cotta staat nu op de borden. Als dit niet lukt of als je hier geen zin in hebt, laat je de panna cotta gewoon in de kommetjes zitten. Ook prima.
Schep wat compote over de panna cotta en strooi hier kaneel op.

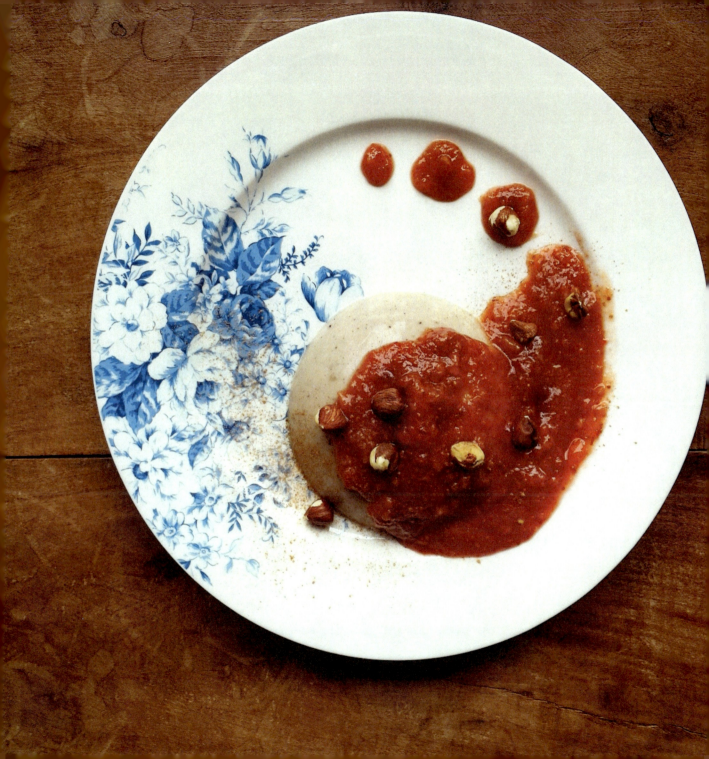

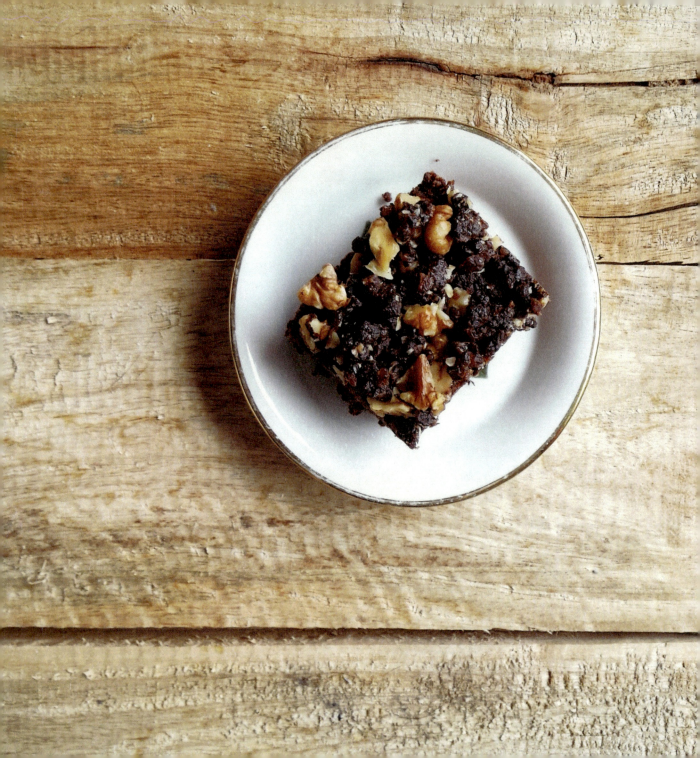

# double layerd brownies

*Hemelse brownies zonder suiker, ahornsiroop of wat voor andere siroop dan ook... het is mogelijk! Deze double layered brownies zijn zoet EN goed voor je. Zo goed dat je ze zelfs als ontbijt kunt eten.*

**voor de basis**

2 ½ cups ontpitte dadels

1 cup amandelmeel

½ cup kokosmeel

⅓ cup kokosolie

3 tbs rauwe cacao

½ tsp kaneel

¼ tsp vanille

snufje zout

Doe de dadels in een food processor of in een krachtige blender. Maal ze tot ze kruimelig en kleverig zijn. Voeg cacao, kaneel, vanille en zout toe. Meng tot er een kleverige massa ontstaat. Misschien vormt er zich vanzelf een kleverige bal, maar als dat niet gebeurt is dat geen ramp. De kokosolie zorgt er uiteindelijk ook voor dat alles aan elkaar blijft kleven.

Voeg het amandelmeel en kokosmeel toe en meng met de dadel-cacao-massa. Smelt de kokosolie en meng de olie met de meel-dadel-cacao-massa.

Schep het mengsel in een brownie vorm en duw stevig aan. Zet aan de kant terwijl je de bovenste laag maakt.

**voor de bovenste laag**

1 cup gedroogde abrikozen

1 cup walnoten

⅓ cup kokosolie

1 ½ tbs rauwe cacao

¼ tsp kaneel

⅙ tsp vanille

heel klein snufje zout

Week de gedroogde abrikozen tenminste tien minuten in heet water. Giet de abrikozen af en doe ze in een food processor of krachtige blender. Maal ze fijner. Voeg cacao, kaneel, vanille en zout toe. Meng met de abrikozen.

Smelt de kokosolie en meng met de abrikozen-cacao-massa.

Voeg de walnoten toe en meng een paar seconden, totdat de walnoten gebroken zijn, maar nog steeds herkenbaar. Schep het mengsel over de eerste laag in de brownie vorm en duw zachtjes aan. Zet tenminste twee uur in de koelkast, zodat de brownie stevig wordt. Snijd in kleine of grote stukken en deel met iemand van wie je houdt.

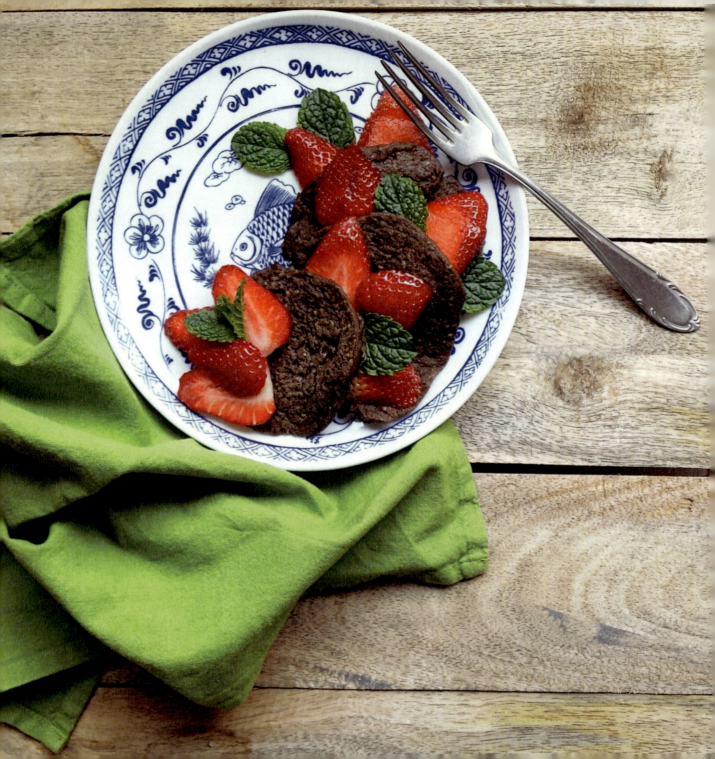

# teff pannenkoekjes met aardbeien & munt

*Deze zomerse pannenkoekjes zijn een perfect dessert, maar ze zijn ook super als ontbijt! Ik adviseer dan ook om wat extra pannenkoekjes te maken en er een paar voor je ontbijt te bewaren.*

*Aangezien deze pannenkoekjes zelf niet zoet zijn, heb je rijpe, zoete aardbeien nodig om ze mee te serveren. Als zulke aardbeien niet verkrijgbaar zijn, kun je erg rijpe peren of perziken gebruiken – of wees wild en giet wat zelfgemaakte dadelstroop over de pannenkoekjes.*

| | |
|---|---|
| 2 tbs chiazaadjes<br>⅓ cup water | Doe de chiazaadjes met het water in een kom en laat dit tien minuten staan. |
| 1 cup teff meel<br>de gewelde chiazaadjes<br>1 tsp wijnsteenbakpoeder<br>½ tsp vanille<br>¼ of minder zout<br>1 ½ cup water | Doe het meel, de gewelde chiazaadjes, het bakpoeder, de vanille en het zout in een kom. Meng hier het water doorheen. |
| 1 tbs kokosolie | Verwarm de kokosolie in een koekenpan. Giet of schep het beslag in de pan, waarbij je steeds ongeveer ¼ cup beslag voor ieder pannenkoekje gebruikt.<br>Bak de pannenkoekjes aan beide zijden bruin. |
| heel veel aardbeien (minstens tien grote)<br>verse munt | Serveer met veel verse aardbeien en wat verse munt. |

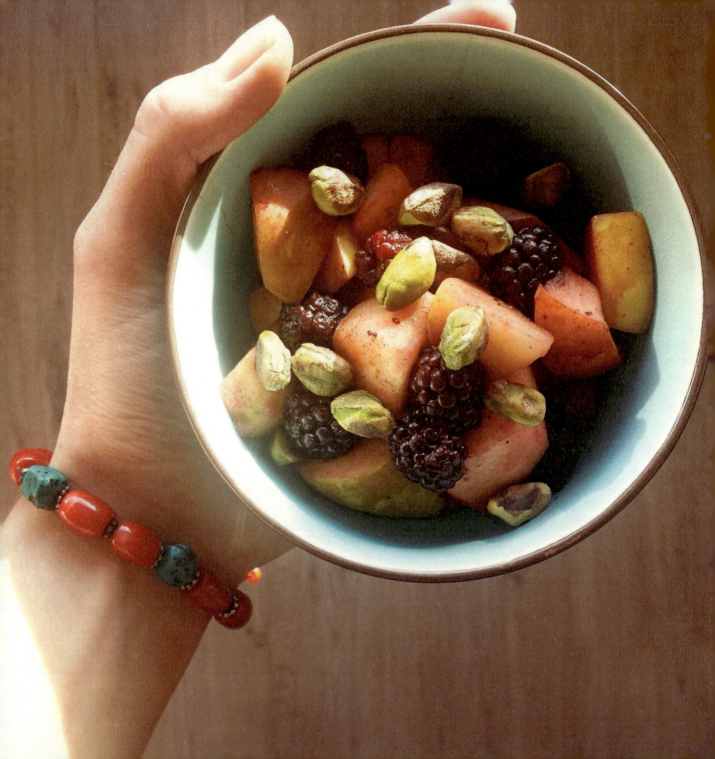

# kruidige appels & bramen

*Dit dessert smaakt naar de vroege herfst. Ik had het geluk om het te maken met verse, zelf geplukte, biologische appels en bramen, maar ik heb het ook met fruit uit de natuurwinkel gemaakt – en dat smaakte ook heerlijk!*

3 medium appels

¼ tsp kaneel

¼ tsp vanille

¼ tsp gember

⅙ tsp kardemom

¼ cup water

1 cup bramen

⅓ cup ongebrande, ongezouten, gepelde pistachenootjes

Was de appels en verwijder de pitjes. Snijd de appels in kleine stukjes.
Doe de appels, alle kruiden en het water in een pan. Breng aan de kook, draai het vuur laag en laat sudderen tot de appels uit elkaar beginnen te vallen. Voeg de bramen toe en laat ongeveer een minuut pruttelen, of tot de bramen door en door warm zijn maar ook nog stevig zijn.
Giet de kruidige appels & bramen in twee tot vier kommetjes. Strooi hier de pistachenootjes overheen.

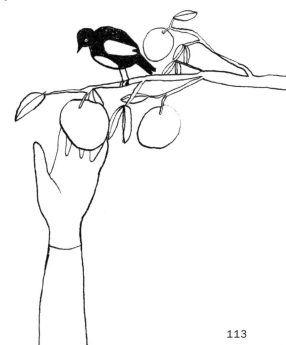

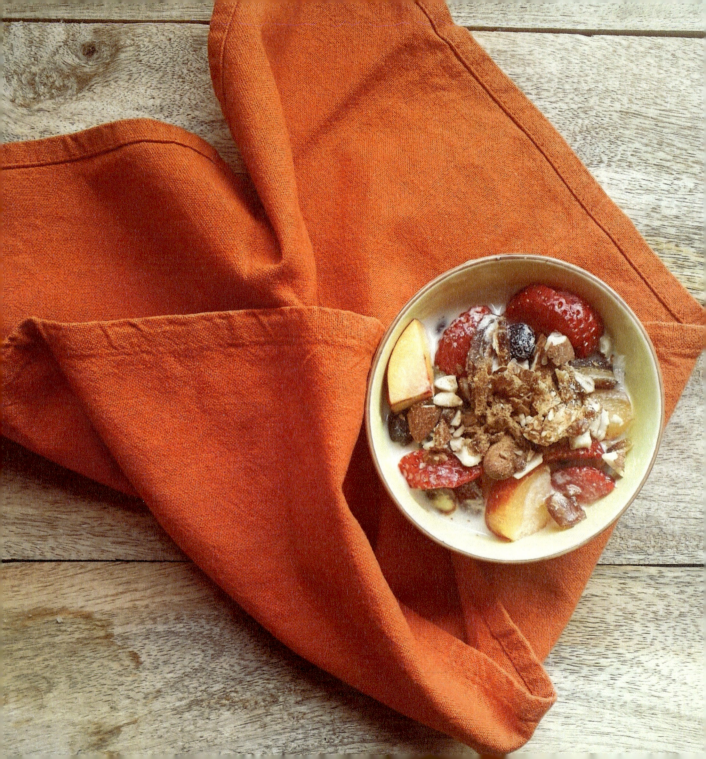

# vers fruit & noten crumble

*Maak deze crumble met dat wat het seizoen je brengt. Kijk naar wat er nu vers, rijp en lekker is. Ik vind het heerlijk om naar de biologische markt te gaan en me te laten verrassen door wat er verkrijgbaar is.*
*De crumble is bijvoorbeeld heerlijk met peren, vijgen en bramen in de herfst, vooral als je hazelnootmelk gebruikt, in plaats van de amandelen en de amandelmelk in dit recept.*

2 cups aardbeien

1 ½ cup bosbessen

1 cup druiven

3 nectarines of perziken

2 pruimen

1 cup zelfgemaakte amandelmelk

1 cup amandelen

1 cup dadels

kaneel

Snijd de aardbeien, nectarines en pruimen in kleinere stukjes. Doe ze met het overige fruit in verschillende kleine kommetjes, of in een grote kom.
Doe de amandelen en de dadels in een (kleine) food processor of blender. Meng tot er een grof en kleverig mengsel ontstaat.
Schep het amandel-dadelmengsel over het fruit. Voeg de amandelmelk toe. Strooi hier wat kaneel overheen.

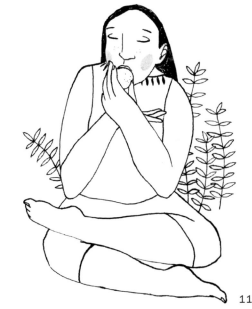

desserts

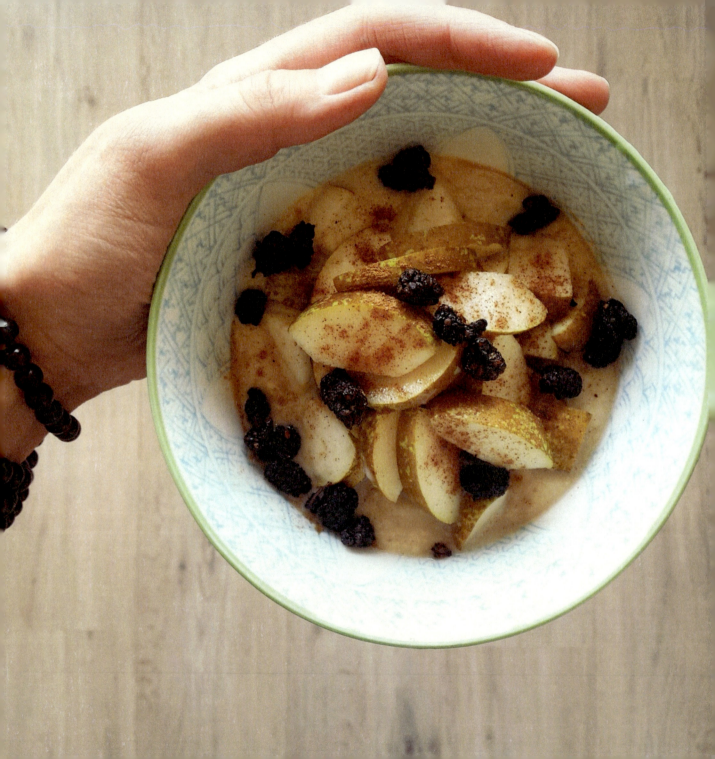

# amazake & kruidige peer

*Amazake is een traditioneel Japanse drank, maar wordt in natuurwinkels ook verkocht in een dikkere versie. In dat laatste geval is het bijna pudding. Het is gemaakt van gefermenteerde rijst of gierst en zit vol enzymen, vitamine B en vezels.*

*Ik gebruik amazake graag in desserts, maar ook als 'room' over fruit of taart.*
*Dit super simpele, lekkere en makkelijke dessert heb je in drie minuten op tafel staan. Hooguit.*

1 ½ cup rijst amazake

2 peren

¼ tsp kaneel

¼ tsp gember

⅛ tsp nootmuskaat

⅛ tsp kardemom

4 tbs zwarte moerbeien

6 tbs warme rijstmelk

Verdeel de amazake over twee tot vier kommetjes. Snijd de peren in plakken of stukjes en verdeel over de kommen.
Meng de kruiden en strooi over de peren. Garneer met de zwarte moerbeien en schenk de warme rijstmelk over de desserts.

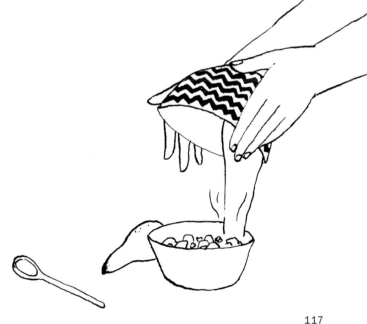

# banaan avocado mousse

*Een vol, romig en super zoet dessert van slechts vier ingrediënten (en heel veel liefde, zoals altijd)... het is mogelijk! Deze mousse smaakt naar een zomerdag op een wit zandstrand, compleet met palmbomen.*
*Gebruik een super rijpe avocado wanneer je dit dessert maakt! Datzelfde geldt voor de bananen.*

2 bananen

1 avocado

sap van ½ citroen

granaatappelpitjes

Schil de bananen en doe ze in een food processor of blender. Je kunt ook een staafmixer gebruiken om dit toetje te maken. Meng tot een romig geheel.
Voeg de geschilde avocado en het citroensap toe. Meng tot een glad, romig en luchtig geheel.
Giet de mousse in twee kleine kommetjes en strooi hier zoveel granaatappelpitjes over als je wilt.

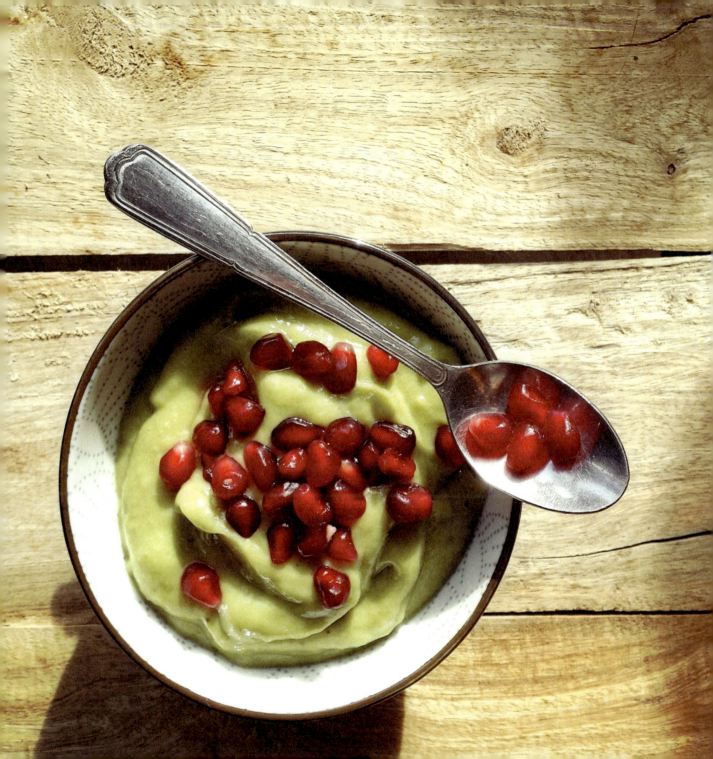

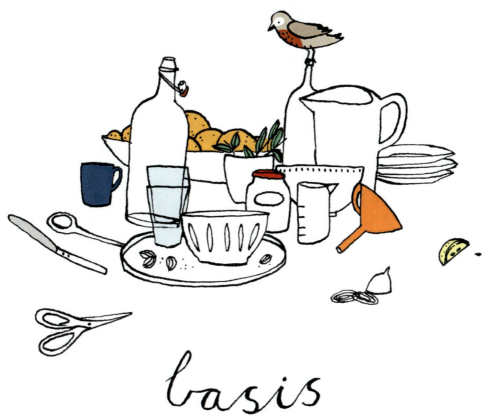

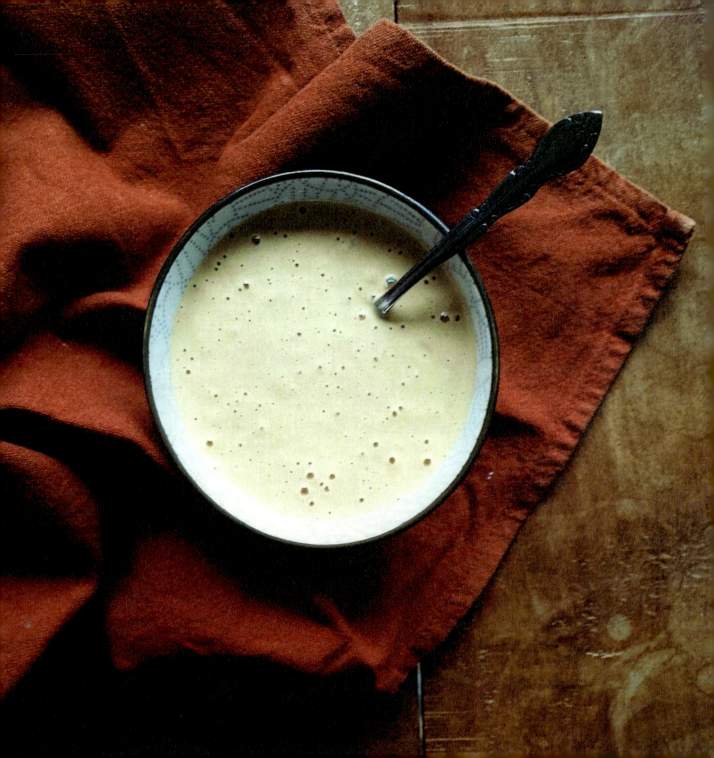

# tahin saus

*Oooh! Een perfecte, romige verwennerij die bijna overal bij past. Ik heb het zelfs een keertje rechtstreeks uit de food processor gegeten, m'n vingers erbij aflikkend.*

4 tbs tahin

4 tbs vers citroensap

1 tbs miso pasta

3 - 5 tbs water

Meng alle ingrediënten in een kleine food processor of met een staafmixer tot een romig geheel. Begin met de kleinste hoeveelheid water en voeg meer toe tot je jouw perfecte dikke, romige saus hebt.

Giet de saus over gestoomde groenten en gekookte granen, gebruik als basis voor de beste hummus ooit, of dip er je rauwe groenten in. Of je vingers.

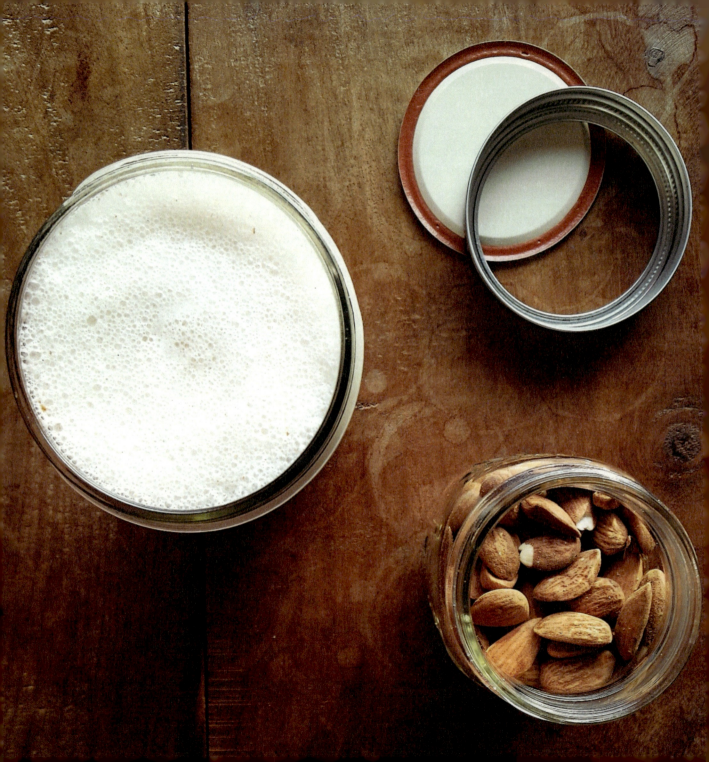

# zelfgemaakte notenmelk

*Dit is mijn favoriete DIY notenmelk. Super simpel en zo veel lekkerder dan uit een pak.*

1 cup ongebrande, ongezouten noten (amandelen, hazelnoten, walnoten...)

Week de noten van je keuze tenminste vier uur in ruim voldoende water. Spoel de noten af.

de geweekte noten

4 cups water

½ tsp kaneel

½ tsp vanille

snufje Keltisch zeezout

optioneel: 2 - 4 geweekte ontpitte dadels

Doe alle ingrediënten in een blender. Als je je notenmelk wat zoeter wilt maken, voeg je de dadels toe. Meng tot een romig, glad geheel.
Houd je notenmelk zoals 'ie nu is, of zeef 'm. Om te zeven gebruik je verschillende lagen kaasdoek of een notenmelk zak.
Zelfgemaakte notenmelk kun je vijf dagen bewaren in een glazen pot of fles in de koelkast.

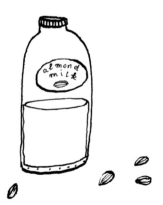

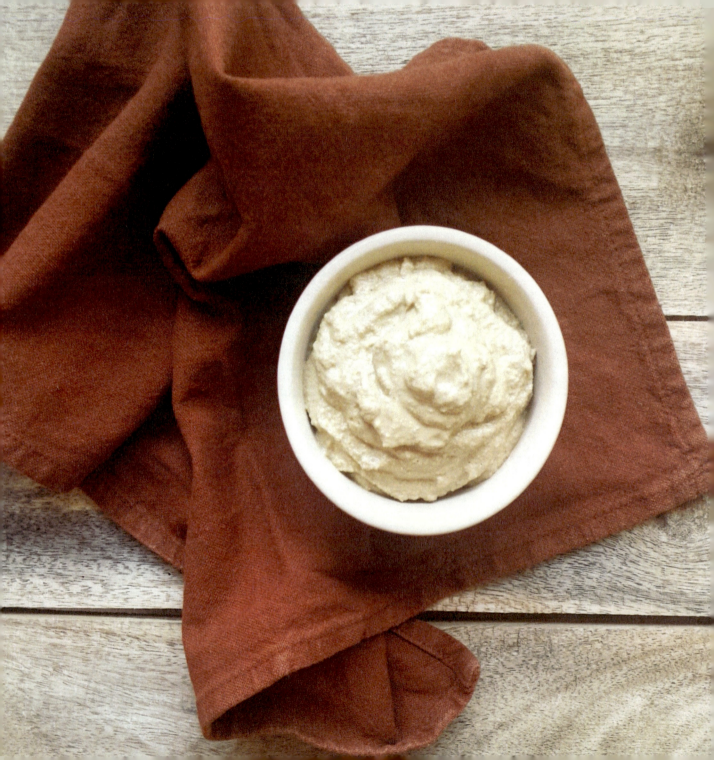

# miso mayonaise

*Een romig en gezondheidsbevorderend antwoord op mayonaise. Yum!*

½ cup zonnebloempitjes

1 tbs miso

1 tbs mirin

1 tbs genmai su

1 tbs olijfolie

3 - 5 tbs water

Week de zonnebloempitjes tenminste een uur in ruim voldoende water. Giet ze af, spoel ze en doe ze in een kleine food processor. Voeg alle overige ingrediënten toe en meng tot een glad en romig geheel.

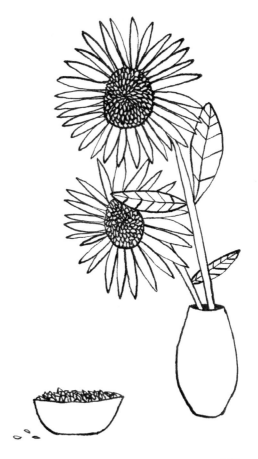

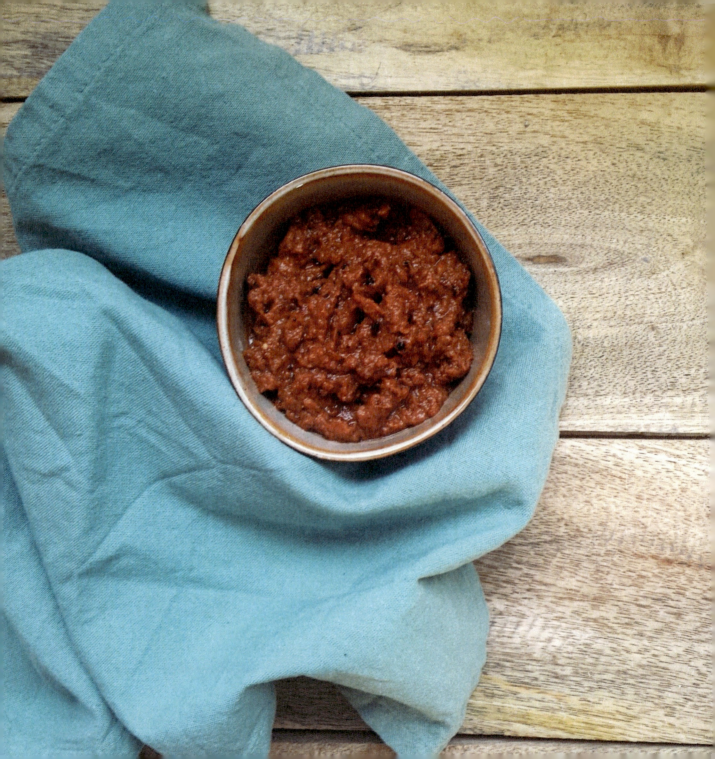

# ketchup

*Ketchup heeft geen introductie nodig, toch? Hier is 'ie, de enige echte gezonde en lekkere ketchup:*

4 zongedroogde tomaten

2 dadels, zonder pit

1 grote tomaat

½ tbs olijfolie

Week de zongedroogde tomaten en de dadels minstens vijftien minuten in warm water. Giet ze af en doe ze in een kleine food processor.
Voeg de tomaat en de olijfolie toe. Meng tot een gladde saus.

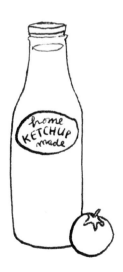

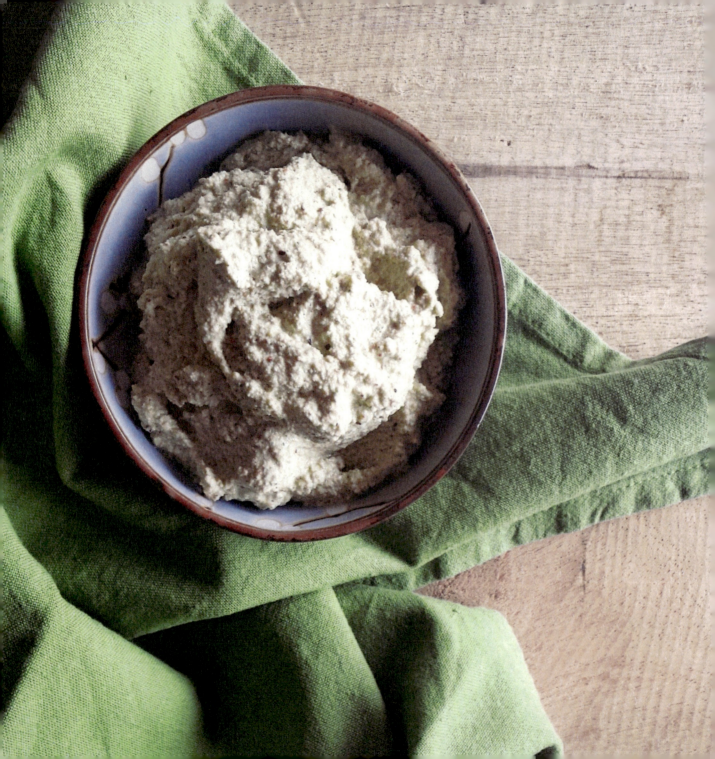

# pistache basilicum room

*Mijn liefde voor pistachenootjes kreeg een enorme impuls toen ik in Marokko yogales gaf. Ik vond het heerlijk om van deze nootjes te genieten na mijn lessen, tijdens het wandelen of tijdens het reizen – ik at ze zo'n beetje overal, ieder moment.*
*Deze pistache basilicum room doet me herinneren aan het zonnige Marokkaanse strand, drukke steden en de uitgestrekte en stille woestijn. Al doet de basilicum me meer aan het lesgeven in Italië denken. Maar dat is net zo fijn.*
*Kortom: dit recept zit vol liefde, zon en goede energie!*

½ cup pistaches, zonder schil en zonder zout

4 tbs limoensap

1 kleine hand vol verse basilicum

⅛ tsp Keltisch zeezout

Week de pistaches minstens een uur in ruim voldoende water. Giet en spoel ze af en doe ze in een kleine food processor. Voeg alle overige ingrediënten toe en meng tot een glad geheel.
De pistache basilicum room blijft vier dagen houdbaar in de koelkast. Hij is echter lekkerder als je 'm meteen eet.
Gebruik de room in de rode bietjes soep die je in dit boek kunt vinden, of gebruik 'm in salades of wraps. Mmm!

# dankbaar

Voor ik dit begon te typen, zat ik op mijn yogamat en liep over van dankbaarheid. Nog steeds voelt het alsof mijn hart groeit en groeit en er geen woorden zijn om mijn dankbaarheid mee te beschrijven.

Intens dankbaar ben ik voor Milou. Toen ik op Facebook aankondigde weer een boek te gaan schrijven, vroeg ze me of ze stage bij me mocht lopen. Wat een cadeau was dat en is zij!
Ze kan niet alleen echt fantastisch tekenen (wat je allang gezien had, uiteraard), maar is ook nog eens heel fijn om mee samen te werken.
Ze stimuleerde en inspireerde me en heeft keihard gewerkt om dit boek 'op tijd' af te ronden.
Bedankt, lieve Milou!

Saskia, heel erg bedankt voor het proeflezen van de Nederlandse versie van dit boek! Bedankt voor het weghalen van witregels, het herstellen van komma's en het mailen over minuten.
Nog dankbaarder ben ik voor je aanwezigheid in mijn leven. Ik houd van je.

Lieve Adrienne, heel erg bedankt voor het proeflezen van de Engelse versie! You rock. Totally.

Dankbaar ben ik voor Lisa, die me jaren, jaren geleden mijn eerste Engelse woord leerde: cauliflower. Ze begrijpt het belang van goed eten en het is een feest om bij haar te zijn.

Bedankt, lieve oma, voor je liefde en inspiratie.

Judith, Stella en Barbara: ♡

Peter - bedankt. Bedankt voor alles. Voor het verzorgen van de soundtrack bij mijn eten. Voor het proeven van alle gerechten. Voor je enthousiasme en je steun. Voor je pogingen me af te remmen als ik weer eens aan honderd projecten tegelijk begin. Voor het vasthouden als ik daar naar verlang en het loslaten als dat nodig is. You still light my morning sky with burning love.

En jij: bedankt dat je dit boek nu in je handen houdt.